**Shubham Kumar
Sunita Choudhary**

Superfície e design do implante

<u>RECONHECIMENTO</u>

Estou grato a **Deus Todo-Poderoso** por me ter concedido bênçãos e amor que me deram inspiração ao longo da minha vida.

As páginas impressas desta dissertação contêm muito mais do que o culminar de um período de estudo. Estas páginas reflectem também as relações com muitas pessoas generosas e inspiradoras que conheci desde o início do meu trabalho de pós-graduação. A lista é longa, mas eu valorizo cada contribuição para o meu desenvolvimento.

É com a maior sinceridade e um profundo sentido de apreço que agradeço à **Dra. Leena Tomer**, directora e professora do Departamento de Dentisteria Protética e Coroa e Ponte da Faculdade de Ciências Dentárias e Investigação D.J., Modinagar, pela sua orientação competente, encorajamento e ajuda insuperável, e por me ter transmitido a importância da meticulosidade e do pormenor no trabalho, o que me deu inspiração para concluir este trabalho de dissertação. Tem sido uma ouvinte fervorosa, uma conselheira conhecedora e uma benfeitora hábil ao longo desta dissertação. A sua atenção aos pormenores e a sua sede de perfeição infundiram em mim um raro sentido de sinceridade, pelo qual ficarei eternamente grato. Ela foi fundamental para me incutir a vontade e a coragem, e estendeu toda a sua competência e orientação para a conclusão bem sucedida deste trabalho.

Estou sinceramente grato à minha orientadora, a **Dra. Sunita Choudhary,** Professora, por ter lidado pacientemente com os pormenores deste trabalho de dissertação. A sua atenção aos pormenores e a sua perseverança conferiram a esta dissertação um rosto de perfeição. O entusiasmo constante que ela me inculcou não se limita apenas a este trabalho, mas levar-me-á muito longe na vida. Gostaria aqui de lhe agradecer o seu profissionalismo incessante e dedicado ao projeto e também por me ter tornado mais conhecedor.

Agradeço sinceramente ao meu Co-orientador **Dr. Nikhil Prakash**

Agnihotri, Leitor, por ter lidado pacientemente com o trabalho de dissertação. A sua atenção aos pormenores e a sua perseverança conferiram a esta dissertação um rosto de perfeição. Gostaria de lhe agradecer pelo seu profissionalismo incessante e dedicado ao projeto e também por me ter tornado mais conhecedor.

Estou sinceramente grato aos meus membros do corpo docente, Dr. Vijay Prakash Gupta (Professor), Dr. Gagan Khanna (Professor), Dr. Amit Kumar Tyagi (Leitor), Dr. Rohit Mittal (Leitor), por terem sido gentis e terem estado ao meu lado sempre que precisei dos seus valiosos conselhos relativamente a qualquer trabalho profissional. O entusiasmo constante que ele me inculcou não se limita apenas a este trabalho, mas levar-me-á muito longe na vida.

Com a maior sinceridade e um profundo sentimento de apreço, estou profundamente grato a
Dr. (Prof.) Pradeep Shukla *Diretor, D.J. College Of Dental Sciences & Research por proporcionar um ritmo científico e académico na instituição.* Em todos os meus empreendimentos futuros, tentarei sempre, por todos os meios, ser o epítome da bondade, tal como vós sois. Ficarei sempre grato por tudo o que me proporcionou.

Gostaria de agradecer aos meus avós, **o falecido Shri Ram Chandra Prasad e a falecida Smt Saraswati Devi, bem como** ao **Dr. Rambilash Purbe** e à **SMT Snehlata Purbe**, que sempre foram um modelo a seguir em toda a minha vida. Todo o meu trabalho não teria sido possível sem o seu amor incondicional, o seu apoio e as suas bênçãos.

Um agradecimento afetuoso à minha mãe, **Sra. Binita Devi,** cujos sacrifícios inesquecíveis e bênçãos mais preciosas me proporcionaram a oportunidade de ser educado. Esta vida seria insuficiente para agradecer tudo o que ela fez por mim.

A mulher mais forte que conheci na minha vida. Esta dissertação é o resultado da sua crença em mim. As suas orações por mim foram o que me sustentou até aqui.

Quero agradecer sinceramente à única pessoa que eu admiro sempre que tenho o menor dos problemas, o meu querido pai, **Sr. Rajesh Prasad,** pelas suas bênçãos incondicionais para comigo. Saúdo-o por todo o amor altruísta, cuidado e sacrifício que fez na minha vida.

Para a minha querida irmã, a **Dra. Sakshi Kumari**, que me ouviu mais vezes do que qualquer outra pessoa, não sei o que fazer da minha vida sem a sua ajuda. Obrigada pela paciência com que me trataste.

Devo agradecer aos membros da minha família, **Sr. Rajkumar Prasad, Sra. Renu Devi, Sr. Raj Kapoor Sah, Sra. Babita Rani, Sr. Manoj, Sra. Nilam, Sr. Ujjwal, Sra. Neha, Sr. Rohit, Sra. Sarita, Sr. Rahul, Sra. Jyoti, Sr. Vikram, Sra. Ruchi, Sr. Abhishek,**

Anwesha, Angel, Athrav, Nihit, Lavi, Advik, Isha Sah pelo seu amor, carinho, apoio e compreensão contínuos e infalíveis.

Os meus agradecimentos vão para os meus superiores, **Dr. Amruthasree, Dr. Chandani, Dr. Puja, Dr. Pravender, Dr. Swati, Dr. Vikas,** pela sua ajuda e apoio ao longo do meu trabalho. Estiveram comigo em todos os momentos, e foi o seu apoio e encorajamento constantes que me trouxeram até aqui. Se não fosse por eles, não teria sido capaz de concluir esta dissertação tão tranquilamente como o fiz.

É com imenso prazer que transmito os meus cumprimentos aos meus colegas **Dr.ª Aaliya, Dr.ª Archana, Dr.ª Nvaya, Dr. Subhrneel e Dr. Zain**, que percorreram este caminho de dificuldades comigo. Têm sido um sistema de apoio constante ao longo de todo o processo.

Obrigado aos meus queridos colegas **Dr. Aathira, Dr. Anita, Dr. Dhristi e Dr. Narender.**

Agradeço aos meus entes mais próximos, Dr. Naveen Snehi, Dr. Aarti Snehi, Dr. Sumit Kalia, Dr. Prairna Zaroo Kalia, Dr. Aishwarya, Dr. Jhon, Dr. Himashree, Dr. Chandrabhushan Singh, Dr. Divyanshu, Dr. Santosh, Dr. Tanwi, Dr. Alok, Dr. Vivek Bhardwaj, Sr. Sidharth Bose, Sr. Aditya, Smit, Kunal, Swati e Achala. Santosh, Dr. Tanwi, Dr. Alok, Dr. Vivek Bhardwaj, Sr. Siddharth Bose, Sr. Aditya, Smit, Kunal, Swati e Achala por me apoiarem,

motivarem e estarem sempre presentes.

Por último, mas não menos importante, expresso os meus agradecimentos a todos os que, direta ou indiretamente, me ajudaram a concluir esta dissertação.

Índice

Introdução

A história do implante dentário remonta a 3000 a.C., ao período em que a antiga civilização egípcia prosperou. Em 1687, Allen foi o primeiro a mencionar a reimplantação e o transplante dentário e, a partir de 1800, iniciou-se a prática da cirurgia moderna.[1] Os implantes dentários têm sido utilizados pela humanidade há milhares de anos, mas só recentemente é que obtiveram uma aceitação generalizada por parte da profissão em geral. Este facto foi evidenciado pelo trabalho inovador do professor Branemark e de Andre Schroder. Chegámos agora a um ponto em que, em muitas situações, os implantes dentários são a ferramenta de restauração de primeira escolha para a substituição de um dente ou dentes em falta. Proporcionam soluções previsíveis e estéticas a longo prazo a um número crescente de pacientes em todo o mundo.[2]

No entanto, a definição de um implante dentário: Um dispositivo protético de materiais aloplásticos implantado nos tecidos orais sob a camada mucosa e/ou perióstea, e sobre/ou dentro do osso para proporcionar retenção e suporte para uma prótese fixa ou amovível (GPT).[3]

Os implantes são utilizados para substituir dentes em falta, reconstruir o esqueleto craniofacial, proporcionar ancoragem durante tratamentos ortodônticos e até ajudar a formar novo osso no processo de osteogénese de distração. A utilização de implantes no esqueleto oral e maxilofacial continua a expandir-se. Só nos Estados Unidos, estima-se que sejam colocados 300.000 implantes dentários por ano.[4]

O sucesso a longo prazo dos implantes dentários depende em grande medida de uma cicatrização rápida com uma integração segura no osso do maxilar. O osso do maxilar aceita e integra-se com o pilar de titânio. A osseointegração, definida como uma ligação estrutural e funcional direta entre o osso ordenado e vivo e a superfície de um implante portador de carga, é fundamental para a estabilidade do implante e é considerada um pré-requisito para a carga do implante e para o sucesso clínico a longo prazo dos implantes dentários.[5] Desde que o conceito de osteointegração se tornou, as características da interface entre o osso e o implante, e as possíveis formas de a melhorar, têm sido de particular interesse na investigação sobre implantes dentários.[6]

Factores que são particularmente importantes para o estabelecimento de uma osteointegração fiável: material do implante, desenho do implante, condições da superfície, estado do osso, técnica cirúrgica e condições de carga do implante.[5] O desenho do implante refere-se à estrutura tridimensional do implante, com todos os elementos e características que o compõem. Forma, formato, configuração, macroestrutura da superfície e macro-irregularidades são termos utilizados para descrever aspectos da estrutura tridimensional.[7] Na sua maioria, os implantes foram concebidos para proporcionar texturas e formas que possam aumentar a atividade celular e a aposição óssea direta. Uma série de eventos coordenados, incluindo a proliferação celular, a transformação dos osteoblastos e a formação de tecido ósseo, pode ser afetada por diferentes topografias de superfície.[8]

De todos os factores, as características da superfície são os factores mais significativos que afectam a taxa de osseointegração. Isto promove o mecanismo de osseointegração com uma formação óssea mais rápida e mais forte, para conferir uma melhor estabilidade durante o processo de cicatrização, permitindo assim uma carga mais rápida do implante. Os objectivos do desenvolvimento de modificações da superfície do implante são melhorar o desempenho clínico em áreas com pouca quantidade ou qualidade de osso, acelerar a cicatrização óssea e, assim, permitir protocolos de carga imediata ou precoce.[9]

A topografia da superfície do implante pode ser a nível macro e micro, e agora também a nível nano. A microtopografia tem sido considerada como o fator mais importante para o sucesso do tratamento com implantes durante a década.[10]

Embora os implantes orais tenham melhorado a vida de milhões de pacientes, faltam frequentemente informações fundamentais que relacionem as características dos implantes com o desempenho clínico.

Foram identificados mais de 1300 implantes, produzidos por diferentes fabricantes.[11] Por conseguinte, é importante saber se determinadas modificações da superfície ou materiais específicos melhoram os resultados clínicos e proporcionam o melhor tratamento disponível. Nos últimos anos, o conceito de prática baseada em provas tornou-se popular e o conceito implica a integração da experiência individual de um clínico com as melhores provas disponíveis provenientes de investigação sistemática.[4]

O objetivo desta dissertação bibliográfica é estudar a importância dos tratamentos de superfície dos implantes dentários e do seu desenho, que, por sua vez, determinarão o sucesso e a longevidade dos implantes dentários.

Terminologia

Dental Implant	A prosthetic device made of alloplastmaterial(s)implanted into the oral tissues beneath the mucosal or/and periosteal layer, and on/or within the bone to provide retention and support for a fixed or removable dental prosthesis; a substance that is placed into or/and upon the jaw bone to support a fixed or removable dental prosthesis.
Implant length	It is the measurement from the measurement from the platform to the apex of the implant.
Implant diameter	It is the dimension measured from the peak of the widest thread to the same point on the opposite side of the implant.
Thread shape	The cross-sectional shape of a thread is called the thread shape.
Thread angle	It is the angle between the threads.
Thread pitch	It is the distance measured parallel to the thread axis, between corresponding points on adjacent threads, is the thread pitch.
Thread lead	It is the distance a screw thread advances in one turn.
Thread depth	It the distance between the major and minor diameter of the thread.
Thread width	It is the distance in the same axial plane between the coronal most and the apical most part, at the tip of a single thread.
Crest module	It is the transosteal region from the implant body and characterized as a region of highly concentrated mechanical stress.
Osseointegration	The process and resultant apparent direct connection of an exogenous materials' surface and the host bone tissues, without intervening fibrous connective tissue present.
Dental Implant Abutment	The portion of a dental implant that serves to support and/or retain any fixed or removable dental prosthesis.

Trabalhadores pioneiros

YEAR	RESEARCHER	CONTRIBUTION
1899	Greenfield	Implanted artificial hollow cylinders made of iridoplatinum wire soldered with 24 karat gold.
1939	Strock	For the first time used a screw made of vitallium in a human extraction site.
1951	Leventhal	Endorsed titanium as an ideal metal for use in fixation of bone fractures.
1968	Thomas Driskell	Developed the Bicon Implant System
1969	Branemark	Described the phenomenon of "osseointegration". He also gave the popular Noble Biocare implant.
1985	G.H. Nentwig & Dr. W. Moser	Developed the Ankylos implant system.
1994	Straumann	Introduced the Straumann dental implant system.
1997	Piatelli	Worked on plasma sprayed implant surfaces in humans.
1997	Klokkevold	proposed that osseointegration enhanced by chemical etching of titanium implants.
1999	Ivanoff	Studied the relation between implant survival and marginal bone remodeling in relation to implant diameter.
1999	Misch	Studied the different types of Biohorizon implant systems
2003	Steiganga	Evaluated the effects of the biomechanical aspects of screw type dental implant design on the quality and strength of osseointegration, the bone-implant interface, and their relationships to the long-term success of dental implants.

Revisão da literatura

Kiawitter, Allan (1977)[12] estudou o facto de os materiais porosos poderem ser utilizados para estabelecer um meio eficaz de estabilização de implantes por tecido em crescimento. Este estudo demonstrou que se deve ter extremo cuidado ao aplicar este conceito a implantes dentários colocados perimucosalmente. A micro porosidade da superfície adjacente ao cuff gengival resulta numa reação inflamatória que impede a formação de um selamento biológico eficaz. As suas observações mostraram que não é possível estabelecer um selamento biológico eficaz com materiais que possuam micro porosidade na superfície da coroa e da cervical.

Deporter, Watson (1986)[13] efectuaram uma avaliação histológica da resposta de cicatrização inicial num cão, após a implantação de um implante dentário endósseo de liga de titânio com superfície porosa. Foram colocados dois implantes em áreas edêntulas de cada lado da mandíbula de cada cão. Os locais dos implantes de um lado da mandíbula foram deixados a cicatrizar durante quatro semanas, enquanto os do outro lado foram deixados a cicatrizar durante oito semanas antes de os animais serem mortos. As medições histomorfométricas revelaram que o crescimento tinha atingido um patamar às quatro semanas de cicatrização inicial.

Deporter, Watson (1990)[14] estudaram os resultados histológicos de um ensaio de 18 meses, no cão, de implantes com revestimento poroso e implantes dentários com rosca. Seis cães beagle receberam, cada um, dois implantes com revestimento poroso num dos lados da mandíbula e dois implantes com rosca no lado contralateral. As medições morfométricas foram utilizadas para determinar o comprimento da superfície do implante em contacto direto com o osso em cada aspeto de cada implante. Os dados sugerem que podem ser utilizados implantes mais curtos com o revestimento poroso.

Johansson, Sennerby (1991)[1] 5 avaliaram as reacções do tecido ósseo a implantes de titânio comercialmente puro (cPTi) e de vitálio. O estudo concluiu que os implantes de cPTi eram mais estáveis e tinham um elevado grau de contacto entre o osso e o metal, em comparação com os implantes de vitallium. Os resultados deste estudo podem ser explicados por diferenças na topografia da superfície ou na biocompatibilidade de um metal, ou numa combinação destes factores.

Pilliar, Deporter (1991)16 estudaram a inibição da reabsorção óssea da crista devido à proteção contra o stress e à atrofia por desuso. Foi adicionado um revestimento de plasma de hidroxiapatite (HA) à porção coronal de implantes dentários endósseos com revestimento parcialmente poroso. Quando comparado com implantes de controlo sem revestimento de hidroxiapatite, o revestimento de HA pulverizado a plasma resultou numa formação e manutenção significativamente maiores da altura óssea.

Quirynen, Van Der Mei (1993)[17] avaliaram nove pacientes com próteses fixas suportadas por implantes de titânio endósseos, 2 pilares de titânio (parte trans-mucosa do implante) foram substituídos por um pilar padrão não utilizado ou por um pilar de titânio rugoso. Após 3 meses de higiene oral habitual, foram recolhidas amostras de peste para microscopia de contraste de fase diferencial, análise de sonda de ADN e cultura. A presença e a densidade de agentes patogénicos periodontais subgengivais estavam, no entanto, mais relacionadas com o estado dentário dos pacientes do que com as características da superfície dos pilares. Estes resultados justificam a procura de uma suavidade de superfície opcional para todas as superfícies duras intra-orais intra-sulculares para a redução da colonização bacteriana e dos agentes patogénicos periodontais.

Wennerberg, Albrektsson (1996)[18] avaliaram a resposta do tecido ósseo a implantes de titânio comercialmente puro jacteados com partículas finas e grosseiras de óxido de alumínio. Foram colocados implantes jacteados com partículas de óxido de alumínio de 25 e 25O-μm em tíbias de coelhos. Após 4 semanas, verificou-se um contacto osso-metal significativamente mais elevado para os implantes jateados com partículas de 25-urn em comparação com os jateados com partículas de 250-μm. Os resultados do presente estudo indicam uma vantagem, no que respeita à cicatrização óssea, para uma topografia de superfície moderadamente aumentada em comparação com uma topografia de superfície altamente aumentada.

Kieswetter (1996)[19] estudou o papel das características da superfície do implante na cicatrização do osso. O efeito composto da energia da superfície, composição, rugosidade e topografia desempenha um papel importante durante as fases iniciais da resposta biológica ao implante. Esta revisão centrou-se no efeito das características da superfície, como a composição e a rugosidade, na resposta celular a um material de implante. Os dados de dois sistemas de cultura diferentes sugerem que estas características desempenham um papel significativo no recrutamento e maturação das células ao longo das vias de diferenciação relevantes através da proliferação celular, diferenciação, síntese de matriz e produção de factores locais, resultando assim na incorporação bem sucedida do implante no tecido ósseo circundante.

Cochran, Schenk (1997)[20] avaliaram a resposta do osso a implantes de titânio sem carga e com carga, com uma superfície jato de areia gravada com ácido. Esta resposta é determinada histometricamente ao nível do microscópio de luz. Os resultados com implantes SLA sugeriram que esta superfície promove um maior contacto ósseo em partes mais precoces em comparação com implantes revestidos com TPS.

Sullivan, Richard (1997)[21] avaliou a eficácia da superfície de Ti puro, quimicamente gravada, em implantes dentários do tipo parafuso num estudo prospetivo multicêntrico. Os implantes foram inseridos para suportar coroas unitárias, próteses sobrepostas e próteses fixas, de acordo com as necessidades individuais do paciente. Os níveis de osso crestal adjacentes a cada implante foram monitorizados e a quantidade de perda óssea total foi calculada. Foram observados tecidos gengivais pré-implantares clinicamente saudáveis em 95% dos implantes, enquanto 88,3% não apresentaram sangramento à sondagem nem recessão durante o período de acompanhamento. De acordo com os critérios utilizados neste estudo, a taxa de sucesso total foi calculada em 96,6%.

Truhlar, Morris (2000)[22] avaliaram o revestimento da superfície do implante e os resultados de sobrevivência relacionados com a qualidade óssea ao longo de 36 meses após a colocação de implantes dentários endósseos de forma radicular. As taxas de insucesso para todos os implantes foram semelhantes nas qualidades ósseas

1 e 2 (6,2% e 6,7%, respetivamente) e ligeiramente superiores nas qualidades ósseas 3 e 4 (85% e 37%, respetivamente). Os implantes revestidos com hidroxiapatite (HA) tiveram uma taxa de insucesso global de 3,9% ao longo de 36 meses em todas as qualidades ósseas combinadas, enquanto os implantes não revestidos tiveram uma taxa de insucesso de 13,4% para os mesmos parâmetros. As taxas de insucesso mais elevadas para os implantes não revestidos foram nas qualidades ósseas 3 e 4 (19.'1% e 25,5%, respetivamente). Não foram encontradas diferenças significativas na sobrevivência dos implantes revestidos com HA colocados em cada qualidade óssea.

Abron, Hopfensperger (2001)[23] estudaram o efeito dos parâmetros de topografia da superfície do implante de significado biomecânico calculado no processo de formação óssea num modelo de osseointegração da tíbia de um rato. Os implantes (cp Ti grau IV) foram maquinados e subsequentemente tratados com jato de areia. As medições da rugosidade da superfície foram efectuadas por análise microscópica de força atómica. Verificou-se que os implantes com uma morfologia de cavidade ideal proposta suportavam uma formação óssea significativamente maior na superfície do implante do que a morfologia de cavidade não ideal ou as superfícies maquinadas As superfícies dos implantes com uma morfologia de cavidade ideal proposta aumentaram a formação óssea nos períodos iniciais após a colocação no modelo de tíbia de rato.

Chun, Cheong (2002)[24] avaliaram os parâmetros de conceção de implantes dentários osseointegrados utilizando a análise de elementos finitos. Verificou-se que a forma de rosca quadrada filetada com um raio pequeno era mais eficaz na distribuição de tensões do que outros implantes dentários utilizados nas análises.

Foram efectuadas análises adicionais ao implante com a forma de rosca, variando

outros parâmetros de conceção, tais como a largura da extremidade da rosca e a

altura da rosca para várias direcções de carga, a fim de determinar a dimensão ideal

do implante. Os resultados mostraram que a tensão máxima efectiva diminuiu

gradualmente com o aumento do comprimento do implante.

Hacking, Tanzer (2002)[25] avaliaram as contribuições relativas da química e da

topografia da superfície para a osteointegração de implantes revestidos com

hidroxiapatite. Foi utilizado um modelo de implante intramedular femoral canino

para comparar a resposta óssea a implantes de titânio comercialmente puro que

foram polidos, jacteados, pulverizados com plasma com hidroxiapatite, ou

pulverizados com plasma com hidroxiapatite e mascarados com uma camada muito

fina de titânio utilizando a deposição física de vapor. Às 12 semanas, os espécimes

osso-implante foram preparados para avaliação histológica de secções finas não

descalcificadas e as secções transversais em série foram quantificadas com

microscopia eletrónica de varrimento retrodifundida para a percentagem de

aposição óssea à superfície do implante. Esta experiência simples e controlada

revelou que a topografia é o fator dominante que rege a aposição óssea aos

implantes revestidos com hidroxiapatite.

Li, Kong (2003)[2] ' estudaram o facto de a superfície de um implante de titânio (Ti)

ter sido modificada por tratamento de oxidação por microarco (MAO). Após o

tratamento de oxidação, formou-se uma camada porosa na superfície de Ti. A fase

e a morfologia da camada de óxido dependiam da tensão aplicada durante o tratamento de oxidação. Com o aumento da tensão, a rugosidade e a espessura da película aumentaram e a fase do TiO2 mudou de anatase para rutilo. Os iões de cálcio e de fósforo foram incorporados na camada de óxido. As respostas celulares in vitro da amostra também dependeram das condições de oxidação, tendo-se concluído que, com o aumento da tensão, a atividade da fosfatase alcalina (ALP) aumentou, enquanto a taxa de proliferação celular diminuiu. Os testes preliminares in vivo dos espécimes tratados com MAO em coelhos mostraram uma melhoria considerável da sua capacidade de osseointegração em comparação com o implante de titânio puro.

Marinho, Cellotti (2003)[21] avaliaram as diferenças no contacto osso-implante (BIC) entre implantes jateados/acid etched e implantes de superfície maquinada. Trinta e dois ratos Sprague-Dawley foram utilizados neste estudo. Foram utilizadas duas superfícies de implante, Ecotek (jato de areia/gravação ácida) e maquinada, com um implante colocado em cada tíbia dos animais. A histomorfometria do BIC foi avaliada estatisticamente. A superfície jacteada/acidificada demonstrou uma maior percentagem de BIC do que a superfície maquinada. Essa diferença foi estatisticamente significativa apenas aos 30 e 60 dias após a cicatrização. A superfície jateada/acidificada demonstrou uma resposta óssea mais forte do que a superfície maquinada num período posterior da cicatrização.

Morra, Cassinelli (2003)[2ii] estudaram a composição da superfície de 34 implantes dentários de titânio diferentes disponíveis no mercado. A composição da superfície foi avaliada por espetroscopia de fotoelectrões de raios X (XPS). As amostras foram divididas em 4 grupos, dependendo da sua topografia de superfície (maquinada, jato de areia, gravada com ácido ou pulverizada com plasma). A análise estatística dos dados mostrou uma relação clara entre a composição da superfície e a topografia, que pode ser facilmente explicada pelos efeitos químicos do tratamento de superfície efectuado. Em média, as superfícies gravadas com ácido e pulverizadas com plasma apresentavam uma maior concentração de titânio e uma menor concentração de carbono do que as superfícies maquinadas.

Sammons, Lumbikanonda (2005)[29] Estudaram as interacções entre osteoblastos da calvária de ratos e implantes dentários de titânio com diferentes superfícies microestruturadas. As superfícies incluíam titânio pulverizado por plasma, jato de areia e/ou gravado com ácido, maquinado liso e anodizado. Foram utilizados dois métodos para comparar o comportamento das células (1) Um ensaio de disseminação celular utilizando microscopia eletrónica de varrimento (2) Os implantes foram colocados em "cultura de bolso" dentro de sacos de malha de nylon em contacto com fragmentos de osso calvário explantados. Foi observada uma morfologia celular diferente em ambos os ensaios de suspensão e cultura de bolsas. Após 2 semanas, estavam presentes camadas multicelulares com matriz extracelular (ECM) entre as camadas e nas superfícies dos materiais. Após 4 semanas, as camadas de células estavam mais consolidadas e as microestruturas estavam obscurecidas por camadas de células e ECM. O tecido mineralizado foi observado em associação com a matriz extracelular em superfícies jacteadas com granalha de microtopografia rugosa e lisa.

Marinucci, Balloni (2006)[30] avaliaram o efeito da variação da rugosidade da superfície do material de implante de titânio na proliferação celular e na expressão do ARNm de marcadores específicos do fenótipo dos osteoblastos. As culturas primárias de osteoblastos derivados do osso mandibular humano foram cultivadas em superfícies de titânio. Foram estudadas três superfícies de titânio: titânio maquinado, titânio micro jato de areia e titânio macro jato de areia (rugosidade média da superfície de 0,5 e 3 μm, respetivamente). A morfologia celular foi estabelecida por análise de microscópio eletrónico de varrimento e a proliferação celular pela medição da quantidade de incorporação de 3H-timidina no ADN. Concluíram que a rugosidade média da superfície da película de 3urn é mais adequada do que a rugosidade da superfície de O,5μm.

Guehennec, Soueidan (2006)[31] afirmaram que a taxa de osseointegração dos implantes dentários de titânio está relacionada com a sua composição e rugosidade da superfície. Os implantes com uma superfície rugosa favorecem a ancoragem óssea e a estabilidade biomecânica. Foram revistos os diferentes métodos utilizados para aumentar a rugosidade da superfície ou aplicar revestimentos osteocondutores em implantes dentários de titânio. Foram descritos tratamentos de superfície, tais como pulverização de plasma de titânio, jato de areia, gravura ácida, anodização ou revestimentos de fosfato de cálcio, e as respectivas morfologias e propriedades da superfície. A libertação local de fármacos estimuladores ou reabsorventes ósseos na região peri-implantar pode também dar resposta a situações clínicas difíceis, com pouca qualidade e quantidade óssea. Concluiu-se que estas estratégias terapêuticas deverão, em última análise, potenciar o processo de osseointegração dos implantes dentários para a sua carga imediata e sucesso a longo prazo.

Taegsul, Byon (2008)[32] estudaram as propriedades da superfície de implantes de titânio modificados em termos de química da superfície, morfologia, características dos poros, espessura do óxido, estrutura cristalina e rugosidade. Foram investigados um implante de Mg oxidado e feito à medida, um implante comercial oxidado (Ti Unite) e uma superfície com ataque ácido duplo (Osseotite). Concluiu-se que a oxidação eletroquímica e o ataque ácido das superfícies implanto-suportadas desenvolveram propriedades de superfície diferentes em termos de química da superfície, morfologia, características dos poros, espessura do óxido, estrutura cristalina e rugosidade. O método de oxidação do microarco resultou em diferenças na química da superfície com catiões de magnésio para o implante de magnésio e aniões de fósforo para o implante Ti Unite.

Meirelles, Currie (2008)[33] ' avaliaram o efeito de implantes quimicamente modificados com microtopografias semelhantes mas nanotopografias diferentes nas fases iniciais da osseointegração. Foram colocados 40 implantes em forma de parafuso em 10 coelhos brancos da Nova Zelândia. As modificações da superfície do implante investigadas no presente estudo foram (1) decapagem com TiO2 e posterior (2) tratamento com flúor ou (3) modificação com nanohidroxiapatite. Concluiu-se que as modificações químicas utilizadas no presente estudo foram capazes de produzir uma nanotopografia específica e, juntamente com os iões presentes na superfície do implante, podem explicar o aumento dos valores de torque de remoção após um período de cicatrização de 4 semanas.

Mendonga, Mendonga (2008)[34] estudaram o papel da modificação topográfica em nanoescala de substratos de titânio com o objetivo de melhorar a osteointegração. Os dados existentes que apoiam o papel da nanotopografia sugerem que as etapas críticas da osteointegração podem ser moduladas através da modificação à escala nanométrica da superfície do implante. Foram atualmente consideradas distinções importantes entre a modificação da superfície do implante à escala nanométrica e à escala micrométrica. Concluiu-se que a modificação da nanoescala pode alterar as respostas dos tecidos celulares, o que pode beneficiar a osteointegração e a terapia com implantes dentários.

Stein, Mcglumhy (2009)[35] avaliaram os efeitos do desenho do implante e da rugosidade da superfície no osso cristalino e no nível de tecido mole na zona estética. Os indivíduos incluídos neste estudo foram aqueles que tinham implantes de um único dente restaurados na zona estética maxilar. Os níveis ósseos foram medidos a partir da interface implante-pilar (IA) em radiografias padronizadas no início e após 5 anos, utilizando métodos digitais e padrão. A alteração média do nível ósseo ao longo do período de 5 anos para os implantes rugosos foi de -0,19 ± 0,009 mm e foi de -0,36 ± 0,06 mm para os implantes lisos. Sugeriu-se que a geometria e a rugosidade da superfície do implante podem desempenhar um papel significativo nas alterações do nível ósseo na zona estética.

WaelAtt (2009)[36] avaliou as propriedades biomecânicas da cultura mineralizada derivada do periósteo em diferentes topografias de superfície de titânio. As superfícies de titânio modificadas por maquinagem ou por condicionamento ácido foram analisadas por microscopia eletrónica de varrimento (SEM). As células derivadas do periósteo mandibular de rato foram cultivadas em qualquer uma das superfícies de titânio. A superfície maquinada demonstrou uma configuração topográfica plana, enquanto a superfície gravada com ácido revelou uma rugosidade uniforme à escala de microns. Os resultados sugerem que as células do periósteo mandibular respondem a diferentes topografias de superfície de titânio para produzir matrizes mineralizadas com diferentes qualidades biomecânicas.

He, Yang (2009)[37] avaliaram o efeito de um revestimento de nano-hidroxiapatite depositado electroquimicamente (EDHA) na ligação óssea de implantes de titânio jateados com areia e com ataque ácido duplo. Cem implantes revestidos com EDHA e não revestidos com jato de areia/duplo ataque ácido (3 mm de diâmetro, 10 mm de comprimento) foram inseridos nos côndilos femorais de 50 coelhos. Foi efectuado um teste de torque de remoção para avaliar a resistência ao cisalhamento interfacial de cada tipo de implante. Os valores médios do torque de remoção para ambos os tipos de implantes foram semelhantes após 6, 8 ou 12 semanas de cicatrização. Concluiu-se que o revestimento de nano cristais de EDHA teve um efeito benéfico na resistência ao cisalhamento interfacial durante as fases iniciais da cicatrização óssea.

Yang, Ho (2010)[38] Estudou a formação óssea em superfícies de implantes de titânio revestidas com fosfato de cálcio depositado biomimeticamente (BDCaP) ou hidroxiapatite depositada electroquimicamente (EDHA). Os implantes foram divididos em três grupos: um grupo de controlo, um grupo BDCaP e um grupo EDHA. A análise da superfície foi efectuada por microscopia eletrónica de varrimento de emissão de campo, difractometria de raios X e espetroscopia de infravermelhos com transformada de Fourier. A microscopia eletrónica de varrimento de emissão de campo mostrou que os cristais de BDCaP eram semelhantes a flocos e os cristais de EDHA eram semelhantes a varetas com uma secção transversal hexagonal. Concluiu-se que o presente revestimento de EDHA tinha boas propriedades de formação óssea, enquanto o revestimento de BDCaP tinha propriedades de formação óssea mais fracas.

Singh (2011)[39] avaliou o potencial osteogénico do titânio comercialmente puro após diferentes tratamentos de superfície. Trinta discos de titânio comercialmente puro de grau 2 com desenhos e dimensões semelhantes foram divididos em três grupos. No primeiro grupo (grupo C). No segundo grupo (grupo SG), No terceiro grupo (grupo SA). Para avaliar o efeito dos tratamentos no potencial osteogénico das amostras, as amostras de cada grupo foram submetidas a um estudo de cultura celular utilizando linhas celulares de osteoblastos de osteossarcoma humano. Foi utilizada a microscopia eletrónica de varrimento para observar a morfologia e a fixação das células. Verificou-se um aumento significativo do teor de oxigénio nos grupos SG e SA. As folhas de células foram capazes de penetrar nos poros e aderiram dentro dos vales das amostras SA, sugerindo uma excelente fixação.

Aljateeli (2013)[40] Estudou a procura constante da condição ideal da superfície do implante, numa tentativa de melhorar a osteointegração do implante e aumentar o contacto osso-implante. Embora a introdução de superfícies rugosas tenha sido capaz de ultrapassar muitas das limitações apresentadas pelas superfícies maquinadas, estas continuam a ser incapazes de assegurar resultados previsíveis e sucesso garantido. Foram propostas várias técnicas de modificação da superfície dos implantes, todas com o objetivo de melhorar a formação óssea à volta dos implantes dentários. Compreender como a modificação da superfície dos implantes dentários pode afetar a osseointegração pode ajudar o clínico a maximizar a taxa de sucesso dos implantes e a diminuir as complicações que podem surgir após a sua colocação. Assim, este artigo tem como objetivo avaliar as diferentes técnicas de condicionamento da superfície disponíveis e apresentar uma revisão da literatura que se centra na influência do microdesenho dos implantes dentários na sua osseointegração.

Sang-Woon Lee (2014)[41] avaliou a formação óssea peri-implantar entre grupos de implantes não revestidos (UC), de hidroxiapatite (HA), de colagénio mais HA (CH) e de colagénio, HA, mais proteína morfogenética óssea-2 (BMP-2). Os implantes do grupo UC tinham superfícies condicionadas por ácido. O revestimento da superfície foi aplicado utilizando o método de deposição de aerossol. As superfícies revestidas foram examinadas por microscopia eletrónica de varrimento, difração de raios X (XRD) e análise de absorção de infravermelhos com transformada de Fourier. Subsequentemente, 6 implantes de cada grupo (total de 24 implantes) foram instalados nas tíbias de coelhos. Os animais foram sacrificados 6 semanas após a instalação dos implantes. A formação óssea peri-implantar e o contacto osso-implante (BIC) foram medidos em secções histológicas. As diferenças significativas entre os grupos foram avaliadas através da análise de variância. Com base nos padrões de XRD medidos, existia uma fase caraterística de HA (Centro Internacional de Dados de Difração [ICDD], 086-0740) revestida sobre o titânio (ICDD, 089-3725). Os processos de revestimento subsequentes para colagénio e BMP-2 não apresentaram picos de difração adicionais, mas mantiveram os padrões de difração do titânio revestido com HA. A presença de colagénio foi verificada por análise de absorção de infravermelhos.

Thallita Pereira Queiroz (2016)[42] Avaliamos as superfícies de implantes de titânio comercialmente puro (cp Ti) com superfícies modificadas por feixe de laser (LS) com e sem deposição de hidroxiapatita (HA), sem (HAB) e com (HABT) tratamento térmico. Além disso, comparámo-los com implantes com superfícies modificadas por tratamento ácido (AS) e com superfícies maquinadas (MS), utilizando análises histomorfométricas e histológicas descritivas. Material e métodos A caraterização da topografia da superfície foi analisada por microscopia eletrónica de varrimento (SEM), espetroscopia de dispersão de energia de raios X (EDX) e rugosidade da superfície (Ra) antes da instalação do implante. Quarenta e cinco coelhos receberam setenta e cinco implantes nas suas tíbias esquerda e direita e foram divididos aleatoriamente em cinco grupos.

X. Chen (2017)[43] Avaliou a osseointegração de implantes com revestimento antimicrobiano hidrofóbico GL13K-peptídeo em côndilos femorais de coelho por micro-CT e análise histológica. Seis coelhos japoneses machos (4 meses de idade e 2,5 kg de peso cada) foram incluídos neste estudo. Doze implantes (3,75 mm de largura, 7 mm de comprimento) foram distribuídos aleatoriamente em dois grupos, com seis implantes no grupo experimental revestidos com o péptido GL13K e seis implantes no grupo de controlo sem revestimento de superfície. Cada implante do grupo experimental e do grupo de controlo foi implantado aleatoriamente no lado esquerdo ou direito dos côndilos femorais. Num lado selecionado aleatoriamente do fémur, cada coelho recebeu uma broca que foi deixada sem implante como controlo para a cicatrização natural do osso. Após 3 semanas de cicatrização, foi efectuada uma avaliação radiográfica dos locais dos implantes. Após 6 semanas de cicatrização, os coelhos foram sacrificados para avaliação da osseointegração a curto prazo dos implantes dentários utilizando radiografia digital, micro-CT e análise histológica. Para efetuar a avaliação da osseointegração, a localização do implante e o grupo foram duplamente cegos.

Rahimeh Rasouli (2018)[44] O estudo dos implantes nanoestruturados tem um enorme alcance nas áreas da ciência médica e dos implantes dentários. As nanofuncionalidades de superfície fornecem soluções potenciais significativas para problemas médicos através da introdução de melhores biomateriais, melhor design de implantes e técnicas de engenharia de superfície, como revestimento, padronização, funcionalização e enxerto molecular à nanoescala. No centro desta revisão, foram discutidos os materiais dos implantes dentários, as técnicas de fabrico físico e químico e o papel da nanotecnologia na obtenção de implantes dentários ideais. Finalmente, foram discutidos os parâmetros críticos na conceção de implantes dentários e os dados disponíveis sobre as actuais superfícies de implantes dentários que utilizam nanotopografia na medicina dentária clínica.

Guang Zhu (2021)[45] Estudou o titânio e as suas ligas, que são os materiais mais amplamente aplicados devido à sua superior resistência à corrosão, biocompatibilidade e propriedades mecânicas, tais como em substituições de articulações, implantes dentários e gaiolas de fusão espinal. No entanto, o Ti e as ligas de Ti são materiais bioinertes que têm dificuldade em ligar-se diretamente ao tecido ósseo após a implantação, devido à falta de propriedades osteocondutoras e osteoindutoras. A adesão e colonização bacterianas no local de implantação também podem levar a complicações associadas a infecções. A superfície do implante de titânio interage diretamente com o sangue, as células e os tecidos, bem como com modificações topográficas como os nanotubos, os nanoporos e os nanofios. Por último, apresentamos uma análise crítica e perspectivas futuras sobre a utilização de modificações da superfície para melhorar a osseointegração e as propriedades antibacterianas dos implantes ortopédicos.

Visão

INTERFACE TECIDO-IMPLANTE

Um dos objectivos da investigação em implantologia é conceber dispositivos que induzam uma integração controlada, guiada e rápida nos tecidos circundantes. Os eventos que conduzem à integração de um implante e, em última análise, ao sucesso ou fracasso do dispositivo, ocorrem em grande parte na interface tecido-implante. O desenvolvimento desta interface é complexo e envolve numerosos factores. Estes incluem não só factores relacionados com o implante, como o material, a forma, a topografia e a química da superfície, mas também a carga mecânica, a técnica cirúrgica e as variáveis do doente, como a quantidade e a qualidade do osso.

Ao contrário das próteses ortopédicas, que são concebidas para interagir apenas com o osso, os implantes dentários também têm de interagir com o epitélio e o tecido conjuntivo mole da submucosa.

Após a implantação, ocorrem eventos tanto do lado biológico como do lado dos materiais. De acordo com o "cenário de interface" de Kasemo e Lausmaa, os eventos moleculares primários conduzem a eventos secundários que, em última análise, resultam em respostas específicas das células e dos tecidos.

Do lado do implante, os estudos indicam que ocorrem eventos electroquímicos na superfície do implante e fazem com que o óxido duplique ou triplique de espessura. As reacções electroquímicas levam também à incorporação de iões biológicos, como o cálcio, o fósforo e os iões de enxofre.

Do ponto de vista biológico, as moléculas de água e os iões hidratados associam-se à superfície do implante em nanossegundos. A presença do substrato altera localmente a organização das moléculas de água, o que pode afetar subsequentemente a adsorção de biomoléculas, que ocorre em milissegundos. Ocorre então uma cascata complexa e dependente do tempo de eventos que envolvem adsorção, deslocamento e troca, durante a qual moléculas mais pequenas e de menor afinidade podem ser substituídas por espécies maiores com maior afinidade para o biomaterial. A interação com a superfície pode também alterar a orientação e a conformação das biomoléculas.

Acrescenta-se um outro nível de complexidade. Com o tempo, as células encontram uma superfície de implante que foi pré-condicionada com uma variedade de biomoléculas.

As células não interagem com uma superfície "nua" de biomaterial. Como já foi referido, o sucesso dos implantes dentários depende da interação com os tecidos moles e duros.[46]

1. Interface de tecidos moles

Para serem funcionalmente úteis, os implantes orais têm de perfurar a gengiva ou a mucosa oral e entrar na cavidade oral, estabelecendo assim uma ligação transmucosa entre o ambiente externo e as partes internas do corpo.

Para evitar a penetração bacteriana, é obrigatória a formação de uma barreira eficaz, precoce e duradoura, capaz de proteger biologicamente as estruturas peri-implantares.

A interface dos tecidos moles foi avaliada histologicamente em animais e tem uma dimensão de 3-4 mm na direção apico-coronal, denominada "largura biológica". A interface é constituída por duas zonas:

a) Epitélio que cobre cerca de 2 mm da superfície

b) O resto é adesão de tecido conjuntivo

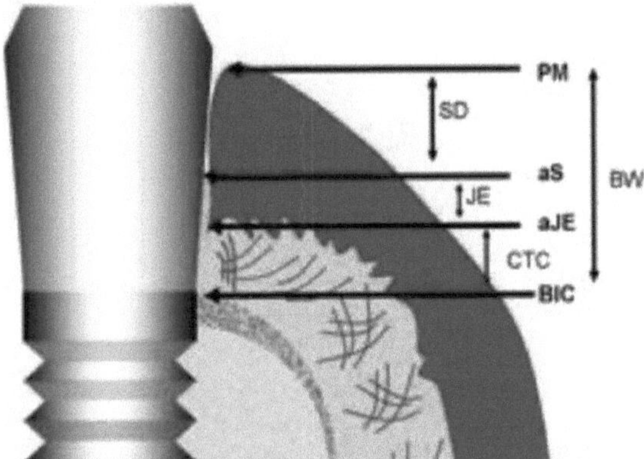

Fig.1: Largura biológica, epitélio e tecido conjuntivo

Epitélio juncional: devido à sua capacidade de proliferação e de deslocação nas superfícies, o epitélio que se encontra no bordo da incisão atravessa a ponte do coágulo de fibrina/tecido de granulação que se forma rapidamente após a colocação do implante.

Ao atingir a superfície do componente implantado, move-se no sentido corono-apical, dando origem a um epitélio juncional com cerca de 2mm de comprimento. Quando as células epiteliais atingem a superfície do implante, a sua fixação ocorre diretamente através da lâmina basal (< 200nm) e a formação de hemidesmossomas.

Os hemidesmossomas podem ser formados já aos 2-3 dias de cicatrização.

Outra modalidade de fixação possível que tem sido colocada como hipótese é um contacto indireto epitélio/implante.

É geralmente reconhecido que o epitélio que reveste o sulco peri-implantar partilha muitas características estruturais, ultra-estruturais e funcionais com o tecido gengival correspondente. Estudos efectuados em humanos indicam que o epitélio que envolve os implantes orais possui padrões de diferenciação e função semelhantes aos do epitélio gengival. Os implantes bem sucedidos apresentam uma mucosa peri-implantar que forma uma barreira tipo "cuff" e adere ao implante.

A presença de tecido de granulação aderente à superfície dos componentes transmucosos do implante é considerada o principal fator que impede o epitélio de se mover mais apicalmente.

Adesão do tecido conjuntivo: Após a instalação do componente transmucoso, a cicatrização da ferida do tecido conjuntivo envolve processos distintos

- Formação e adesão de um coágulo de fibrina à superfície do implante.
- Adsorção de proteínas da matriz extracelular (ECM) e, subsequentemente, de células do tecido conjuntivo à superfície do implante
- Transformação do coágulo em tecido de granulação
- Migração de células epiteliais no topo do tecido de fibrina/granulação.

O tecido conjuntivo pode ser dividido em duas zonas -

a) A zona interna está em contacto direto com a superfície do implante e tem uma espessura de 100um. É rica em fibras, com poucos fibroblastos dispersos que parecem estar em contacto próximo com o componente transmucoso. Esta fina barreira pobre em fibroblastos junto à superfície de titânio desempenha provavelmente um papel na manutenção de uma vedação adequada entre o ambiente oral e o osso peri-implantar.

b) O resto do tecido conjuntivo é a zona exterior, formada por fibras que correm em diferentes direcções, mais rica em células e vasos sanguíneos.

Hansson et al (1983) referiram ainda que as células do tecido conjuntivo e os feixes de fibras de colagénio estavam consistentemente separados da superfície de dióxido de titânio por uma camada de proteoglicanos com 20 nm de largura.

Para além da orientação das fibras, a principal diferença entre o tecido conjuntivo à volta dos dentes e à volta dos pilares artificiais está relacionada com a sua ligação à superfície natural ou artificial da raiz.

Nos dentes naturais, as fibras de colagénio dento-gengivais estão firmemente inseridas no cemento e no osso, e orientadas perpendicular ou obliquamente à superfície do dente, constituindo uma barreira à migração epitelial e impedindo assim a invasão bacteriana.

Em contraste, os implantes não têm cemento, a orientação das fibras de "fixação" no compartimento de tecido mole supracrestal é paralela à superfície do implante e, mais importante, não estão inseridas na superfície do implante. [46]

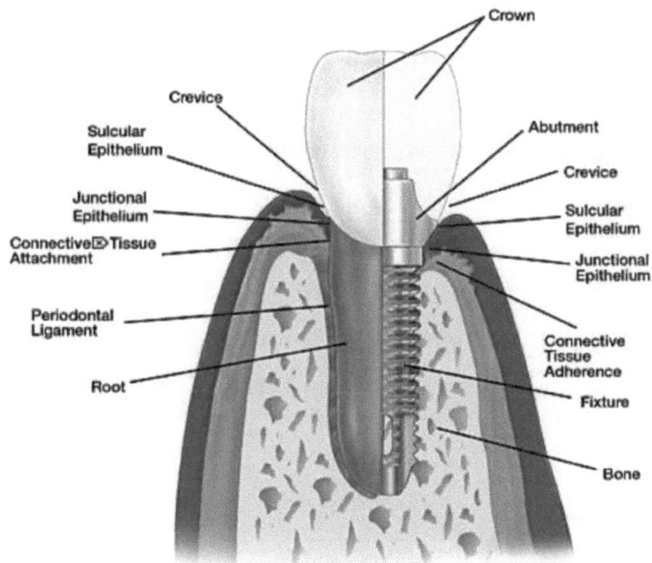

Fig 2: Tecido mole e interface do implante

2. INTERFACE DE TECIDOS DUROS

Apicalmente, o implante bem sucedido será rodeado por osso. O osso pode ser formado nas superfícies ósseas adjacentes, num fenómeno denominado osteogénese à distância, ou na própria superfície do implante, num fenómeno denominado osteogénese de contacto.

No caso da osteogénese à distância, a osteogénese ocorre a partir do osso em direção ao implante, uma vez que as superfícies ósseas fornecem uma população de células osteogénicas que depositam uma nova matriz que se aproxima do implante.

No caso da osteogénese de contacto, a osteogénese ocorre na direção oposta ao implante, à medida que as células osteogénicas são recrutadas para a superfície do implante e começam a segregar matriz óssea. Embora seja provável que ambos os processos ocorram com os implantes, a sua importância relativa pode depender do tipo específico de implante e das suas características de superfície.

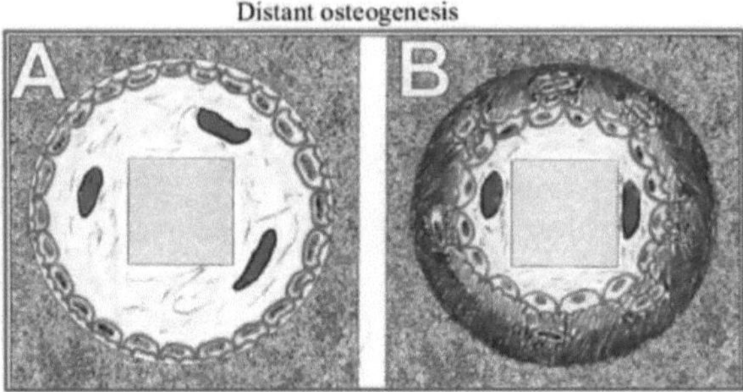

Contact osteogenesis

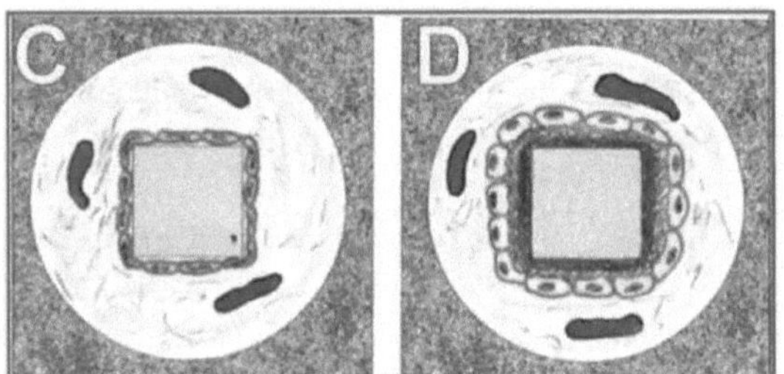

Fig. 3: Osteogénese de contacto e distante.

As teorias propostas relativamente ao mecanismo químico pelo qual os implantes endósteos se integram no osso são:

a) Osteointegração

b) Osseocoalescência (biointegração)

c) Fibro-osseointegração

A. Osteointegração

A palavra osseointegração foi cunhada por Branemark, que observou a fusão do osso com câmaras de titânio quando as colocou no fémur de coelhos.

DEFINIÇÃO: O termo "osseointegração" é normalmente utilizado em conjunto com implantes dentários. Foi originalmente definido como uma relação em que "o osso está em contacto direto com o implante, sem qualquer tecido conjuntivo intermédio". [47]

Uma definição revista descreve a interação como uma "ligação estrutural e funcional direta entre o osso vivo ordenado e a superfície do implante portador de carga". De facto, a osseointegração significa que não existe qualquer movimento relativo entre o implante e o osso circundante. A observação de uma boa interação entre o osso e o metal conduziu à elaboração de implantes dentários em titânio. osso de titânio.[48]

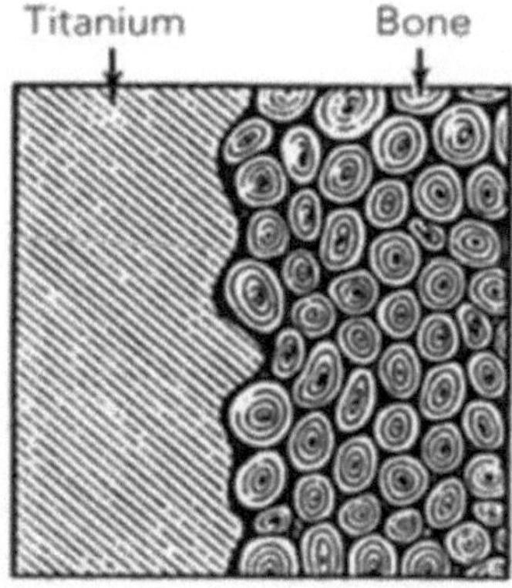

Fig 4: Osseointegração; Conceito de ancoragem óssea (Branemark)

B. Osseocoalescência (Biointegração)

O termo Osseocoalescência foi proposto para se referir especificamente à integração química de implantes no tecido ósseo. O termo aplica-se a materiais reactivos à superfície, como fosfatos de cálcio e vidros bioactivos, que sofrem reacções que levam à ligação química entre o osso e o biomaterial. Com estes materiais, os tecidos coalescem efetivamente com o implante.

Um exemplo de evidência qualitativa de ligação química é quando as linhas de fratura se propagam através do implante ou do tecido, mas não ao longo da interface. Relativamente à Fig. 5, os implantes osseointegrados apresentariam resistência a cargas de cisalhamento e de tração. Infelizmente, o termo não foi generalizado e a osseointegração continua a ser frequentemente utilizada na descrição das interacções entre os materiais bioactivos e o osso.

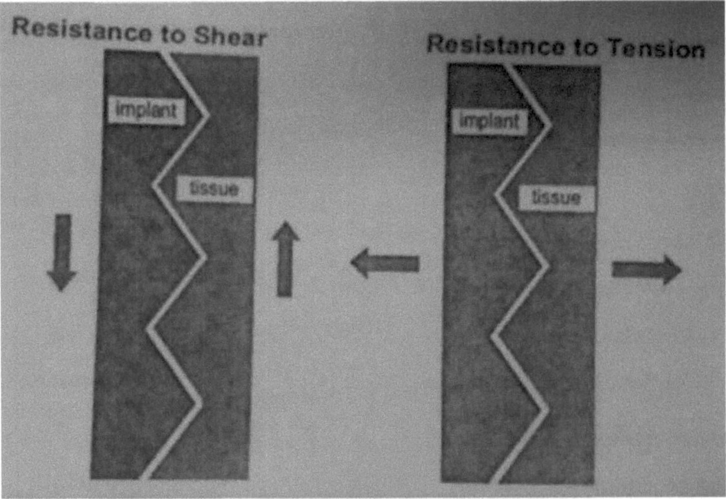

Fig 5: Resistência do tecido e do implante ao cisalhamento e resistência à tensão

O osso oferece uma boa resistência às forças de cisalhamento, mas uma fraca resistência à tensão.

A integração química (ou seja, a osseocoalescência) proporciona uma boa resistência às forças de cisalhamento e de tração. As setas indicam a direção da força.[47]

C. Conceito de integração fibro-óssea

Em alguns casos, forma-se tecido fibroso de colagénio à volta de um implante durante a cicatrização. Este encapsulamento do implante com tecido conjuntivo ocorre muito mais rapidamente do que a osseointegração efectiva (o osso tem um crescimento muito lento em comparação com outros tecidos).

Com a integração fibro-ossoosa, o implante pode geralmente ser colocado imediatamente. Isto significa que o dentista coloca o pilar e uma coroa no momento da cirurgia de implante, em vez de esperar vários meses pela restauração completa.

Embora os implantes dentários fibro-ósseos tenham sido inicialmente promissores, têm sido uma desilusão a longo prazo. Os implantes que são fixados no alvéolo ósseo através do crescimento de tecido conjuntivo têm inicialmente um bom desempenho, mas tendem a falhar com o tempo. Quando estes implantes falhados são removidos e inspeccionados, as fibras de colagénio crescem paralelamente ao implante e não diretamente em contacto com ele, como acontece com o ligamento periodontal natural.

Os detractores do método de implantação fibro-ósseo acreditam que esta não é uma ligação suficientemente forte para suportar as forças de mordida e mastigação a que os dentes estão sujeitos ao longo dos anos.

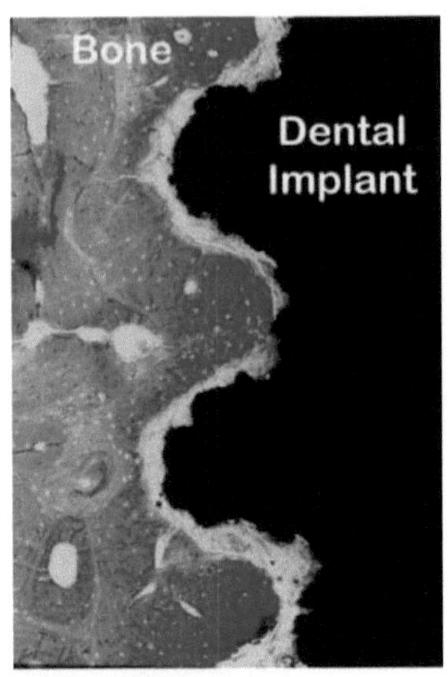

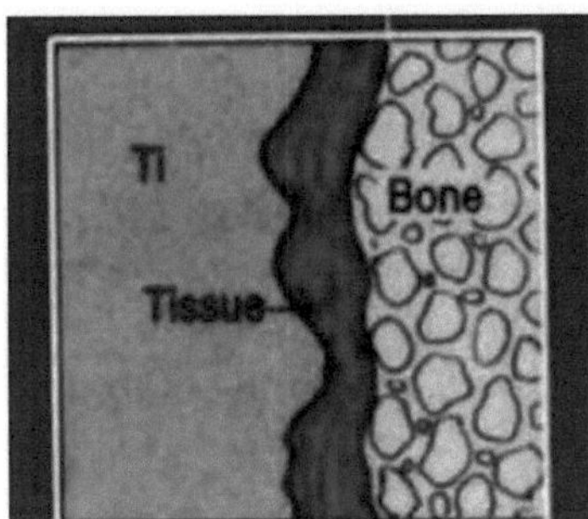

Fig 6: Biointegração; Conceito de ancoragem de tecidos moles Linkow

(1970), James (1975), Weiss (1986)

A teoria da integração fibro-óssea de Weiss afirma que existe um ligamento fibro-

ósseo formado entre o implante e o osso e que este ligamento pode ser

considerado como o equivalente ao ligamento periodontal encontrado na gomose

Defende a presença de fibras de colagénio na interface osso-implante. Interpretou-o como o ligamento peri-implantar com um efeito osteogénico. Defende a carga precoce do implante.[47]

CONCEPÇÃO DE IMPLANTES DENTÁRIOS

Conceber significa criar de acordo com um plano. A palavra conceção indica um processo e não um produto final, como a forma ou o material específico de um implante dentário.

O desenho do implante refere-se à estrutura tridimensional do implante, com todos os elementos e características que a compõem. Forma, formato, configuração, macroestrutura da superfície e macro-irregularidades são termos que têm sido utilizados para descrever aspectos da estrutura tridimensional.

Praticamente todos os implantes dentários colocados atualmente são implantes endósseos em forma de raiz, ou seja, têm uma aparência semelhante à raiz do dente real.

Em 1988, a declaração de consenso dos Institutos Nacionais de Saúde sobre implantes dentários e a Academia Americana de Implantologia reconheceram o termo "forma da raiz".

Antes do aparecimento dos implantes endósseos com forma de raiz, a maioria dos implantes eram implantes endósseos em lâmina, em que a forma da peça metálica colocada no interior do osso se assemelhava a uma lâmina plana, ou implantes subperiosteais, em que era construída uma estrutura para assentar e era fixada com parafusos ao osso exposto dos maxilares.

Atualmente, existem mais de 90 modelos de carroçarias de implantes disponíveis que oferecem inúmeras combinações de características de design:

-   Parafusos

-   Cestos

-   Planaltos

-   Bolas

-   Cilindros

- Condições da superfície.

Existem três tipos principais de implantes endósteos de corpo com forma de raiz com base em desenhos:

-   Cilindro

-   parafuso

-   combinação

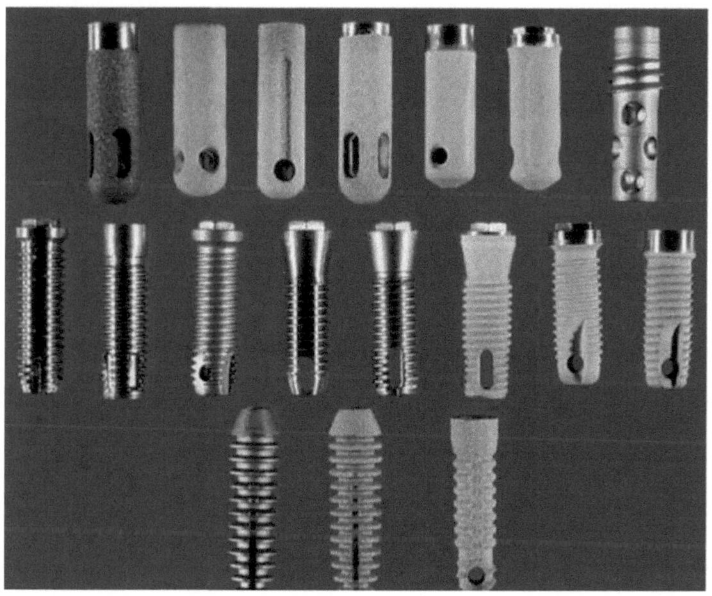

Fig 7: Desenhos do corpo do implante relacionados com três categorias diferentes: implantes cilíndricos (linha superior), implantes com desenho de parafuso (linha intermédia) ou uma combinação (linha inferior)

Os implantes cilíndricos (press-fit) com forma de raiz dependem de um revestimento ou condição de superfície para proporcionar uma retenção microscópica no osso. Podem ser cilindros de parede paralela ou um desenho de implante cónico. A maioria dos implantes cilíndricos são implantes de lados lisos e em forma de bala que requerem um revestimento bioativo ou de área de superfície aumentada para retenção no osso. O desenho do corpo de um implante de parafuso é o mais comum. [48]

Um corpo de parafuso é definido como um implante de secção transversal circular sem penetração de quaisquer aberturas ou orifícios. Vários fabricantes oferecem este modelo. Exemplos: Nobel Biocare, Biomet, ITI, Biohorizon, zimmer, bio-lok, Lifecore.

Podem ser maquinados, texturados ou revestidos. A forma de raiz do parafuso é enroscada num local ósseo preparado ligeiramente mais pequeno e tem os elementos retentivos macroscópicos de uma rosca para fixação óssea inicial.

Os implantes roscados estão disponíveis principalmente num desenho de cilindro paralelo ou de cilindro cónico. São concebidos principalmente para aumentar a área de superfície osso-implante e para diminuir as tensões na interface durante a carga oclusal. As tensões impostas na interface implante-osso estão diretamente relacionadas com a geometria da rosca. Este assunto será abordado em pormenor na secção de macro-topografia.

A forma de raiz combinada tem características macroscópicas das formas de raiz cilíndrica e aparafusada. Também pode beneficiar de retenção microscópica ao osso através de tratamentos de superfície variados (manchados, texturados e revestimentos).

A.   FUNDAMENTAÇÃO CIENTÍFICA PARA A CONCEPÇÃO DE IMPLANTES

Os implantes dentários funcionam para transferir a carga para os tecidos biológicos circundantes.

A gestão biomecânica da carga depende de dois factores:

" Força aplicada

" Área funcional sobre a qual a carga é dissipada

Características das forças aplicadas aos implantes dentários

A tensão (força/área) e a deformação demonstraram ser parâmetros importantes para a manutenção do osso da crista e para a sobrevivência dos implantes. Quanto maior for a tensão na crista, maior é o risco de perda de osso da crista. Quanto mais elevados forem os factores de tensão em todo o implante, maior é o fator de risco de fracasso do implante.

As forças aplicadas aos implantes dentários podem ser caracterizadas em termos de cinco factores distintos, embora relacionados:

- Magnitude

- Duração

- Tipo

- Direção

- Ampliação

Estes factores têm alguma influência na seleção do biomaterial e na conceção do corpo do implante.

B. Influência na seleção de biomateriais

Muitos materiais biocompatíveis não são capazes de suportar a magnitude das cargas parafuncionais que podem ser impostas aos implantes dentários. Materiais como o silicone, a hidroxiapatite e o carbono caracterizam-se por resistências finais demasiado baixas quando se trata de um biomaterial de implante primário, apesar de serem biocompatíveis com os tecidos biológicos.

O titânio e as ligas de titânio têm uma longa história de sucesso na utilização em aplicações dentárias. Representa a melhor solução de compromisso entre a resistência biomecânica, a biocompatibilidade e o potencial de movimento relativo na interface osso-implante.

C. Influência na conceção do corpo do implante

A duração da força, o tipo de força e a ampliação da força também influenciam a conceção do corpo do implante.

Os materiais que são sujeitos a cargas repetitivas correm um maior risco de falha por fadiga. A tensão mecânica pode ser suficientemente grande para fraturar um material num ciclo (ou seja, uma aplicação de carga). Se o material receber menos tensão, pode ainda fraturar, mas após mais ciclos. O limite de resistência ou a resistência à fadiga é o nível de tensão mais elevado através do qual um material pode ser submetido a ciclos repetitivos sem falhar. O limite de resistência de um material é frequentemente inferior a metade da sua resistência à tração final.

D. Variáveis de conceção na otimização da área de superfície

Macrogeometria dos implantes

O macro-design de um implante tem uma influência importante na resposta óssea: o osso em crescimento concentra-se preferencialmente em elementos salientes da superfície do implante, tais como cristas, cristas, dentes, nervuras ou o bordo de roscas que aparentemente actuam como elevadores de tensão quando uma carga é transferida. A forma de um implante determina a área de superfície disponível para a transferência de tensão e rege a estabilidade inicial do implante. Os implantes cilíndricos e de faces lisas facilitam a colocação cirúrgica. O implante cónico de face lisa permite que uma componente da carga total seja transferida para a interface osso-implante, dependendo do grau de conicidade.

Os implantes roscados com secções transversais circulares facilitam a colocação cirúrgica e permitem uma maior otimização da área de superfície funcional para transmitir cargas compressivas à interface osso-implante.

Os pormenores sobre a geometria da rosca serão abordados na macrotopogafia.

Largura do implante

Nas últimas 5 décadas da história dos implantes endósteos, os implantes aumentaram gradualmente de largura. Atualmente, os implantes dentários reflectem geralmente o princípio científico de que um aumento da largura do implante aumenta adequadamente a área sobre a qual as forças oclusais podem ser dissipadas.

Quanto maior for a largura do implante, mais se assemelha ao perfil de emergência do dente natural. Uma vez que a maioria dos dentes tem uma largura de 6 a 12 mm, um desejo clínico é ter implantes de tamanho semelhante.

Comprimento do implante

À medida que o comprimento do implante aumenta, também aumenta a área total da superfície. Um axioma comum em implantologia dentária é maximizar o comprimento do implante e encaixar a placa cónica oposta do osso. Esta abordagem é utilizada principalmente na mandíbula anterior, onde as forças são menores e a densidade óssea é mais favorável (o osso D1 é o osso mais forte e mais denso do ambiente oral).

Em geral, a utilização de implantes curtos não tem sido recomendada devido à crença de que as forças oclusais devem ser dissipadas numa grande área de implante para preservar o osso. Foram sugeridos implantes mais compridos para proporcionar uma maior estabilidade em condições de carga lateral.

Considerações sobre o módulo Crest

A crista de um corpo de implante é a região transosteal do corpo do implante e é caracterizada como uma região de tensão mecânica altamente concentrada. Esta região não foi concebida de forma ideal para suportar cargas; em vez disso, o módulo da crista é uma zona de transição para a estrutura de suporte de carga do corpo do implante. Muitos módulos de crista de implantes são concebidos para reduzir a acumulação de placa após a ocorrência de perda óssea. Um módulo de crista liso e de lados paralelos resultará em tensões de cisalhamento nesta região, dificultando a manutenção do osso.

Um módulo de crista angular de mais de 20 graus, com uma textura de superfície que

aumenta o contacto ósseo, impõe um ligeiro componente compressivo benéfico ao osso contíguo e diminui o risco de perda óssea.

O osso é sujeito a uma carga de cisalhamento excessiva em implantes caracterizados por um colo polido mais longo. Foi registada uma perda significativa de osso da crista em implantes com regiões coronais maquinadas (lisas) maiores.

O módulo da crista do implante deve ser ligeiramente maior do que o diâmetro da rosca exterior. Assim, o módulo da crista assenta totalmente sobre a osteotomia do corpo do implante, impedindo a entrada de bactérias ou tecido fibroso.

Considerações sobre o desenho apical

A maioria dos implantes em forma de raiz tem uma secção transversal circular, o que permite que uma broca redonda prepare um orifício redondo, ajustando-se com precisão ao corpo do implante. Em teoria, o osso pode crescer através do orifício apical e resistir a cargas de torção aplicadas ao implante. A região do orifício apical também pode aumentar a área de superfície disponível para transmitir cargas de compressão no osso.

Uma desvantagem do orifício apical é o facto de poder encher-se de muco e tornar-se uma fonte de comunicação retrógrada, quando o implante atravessa o fundo do seio. Se o orifício apical tiver vários milímetros de altura, a região preenchida com tecido fibroso diminui o contacto ósseo na região apical do implante. Esta preocupação é maior com um design de corpo de cesto aberto, menor com um orifício vertical de 4 mm e ainda menor com um orifício redondo de 1 mm.

A extremidade apical de cada implante deve ser plana em vez de pontiaguda. Isto permite que todo o comprimento do implante incorpore características de design que maximizem os perfis de tensão desejados. Além disso, se uma placa cortical oposta estiver perfurada, um vértice pontiagudo em forma de V pode irritar ou irritar os tecidos moles se ocorrer algum movimento (por exemplo, o bordo inferior da mandíbula).

Ligações implante-pilar

- Hexágono interno

- Hexágono externo

- Mudança de plataforma

Hexágono interno

O implante hexagonal interno pode ser colocado como um implante de uma ou duas fases. A micro rosca é efectuada no colo do implante para preservar o osso cortical, reduzindo a tensão óssea e a rigidez axial, enquanto a porção polida de 1 mm na parte superior oferece várias opções de posicionamento do colo aquando da colocação do implante.

o desenho da rosca e a forma anatómica do implante permitem a sua auto-perfuração durante a inserção e minimizam a tensão de compressão excessiva no osso.

Hexágono externo

Transmite 10 vezes menos cisalhamento destrutivo na interface osso-implante do que as roscas em V convencionais, proporcionando assim uma excelente estabilidade primária. Apresenta valores de binário inverso mais elevados do que as roscas em V convencionais e demonstrou alcançar mais níveis de contacto entre o osso e o implante. Os implantes externos apresentam a rosca quadrada biomecânica comprovada ao longo do tempo, que demonstrou proporcionar um maior contacto osso-implante e produzir valores de binário inverso mais elevados.

Sugeriu-se que as fixações com hexágono interno apresentavam uma distribuição de força mais alargada até à ponta da fixação, em comparação com as fixações com hexágono externo.[49]

Mudança de plataforma

A troca de plataforma é um método utilizado para preservar os níveis de osso alveolar à volta dos implantes dentários. O conceito refere-se à colocação de pilares de restauração de diâmetro mais estreito em implantes de diâmetro mais largo, em vez de colocar pilares de diâmetros semelhantes, o que se designa por platform matching.

Historicamente, o diâmetro do pilar correspondia ao diâmetro da plataforma do implante; por exemplo, um pilar com 4,8 mm de largura era colocado num implante com 4,8 mm de largura - isto pode ser designado por correspondência de plataforma. Ao trocar de plataforma, é utilizado um diâmetro de pilar mais estreito para um determinado diâmetro de plataforma de implante; por exemplo, um implante de 4,8 mm de largura pode ser restaurado com um pilar de 3,8 mm de largura ou 4,2 mm de largura.

A macroestrutura e as microirregularidades da superfície serão analisadas em pormenor nas características da superfície do implante.

CARACTERÍSTICAS DA SUPERFÍCIE DO IMPLANTE

As características da superfície geralmente citadas como sendo importantes para determinar as respostas dos tecidos são categorizadas como

a) Topografia da superfície ou características morfológicas

- Macrotopografia

- Microtopogafia

- Nanotopografia

b) Química da superfície

- Energia de superfície

- Carga de superfície

- Composição da superfície

O estudo independente das propriedades topográficas e químicas é confuso porque os métodos utilizados para alterar a morfologia da superfície conduzem frequentemente a alterações na química da superfície.

TOPOGRAFIA DE SUPERFÍCIE: O papel da topografia da superfície tem sido uma área interessante de investigação em implantologia dentária há vários anos. A maioria dos sistemas de implantes baseia-se no facto de o tecido ósseo se poder adaptar a irregularidades da superfície na gama de 1 a 100 microns e de a alteração da topografia da superfície de um implante poder melhorar significativamente a sua estabilidade.

A simples descrição das superfícies como "rugosas" ou "lisas" não é suficiente. A avaliação quantitativa é importante para comparar superfícies preparadas com diferentes métodos. De acordo com Wenneberg e Albrektsson, existem vários métodos disponíveis para medir a rugosidade da superfície e podem ser calculados mais de 150 parâmetros para caraterizar a topografia da superfície. Os parâmetros podem refletir a altura vertical das características da superfície, o espaço horizontal entre as características ou uma combinação de altura e informação espacial (ou seja, parâmetros híbridos).

- O parâmetro mais comummente referido é Ra, a média aritmética dos desvios do perfil de rugosidade em relação à linha média.

- Outros parâmetros são Rq, que é a média da raiz quadrada média, e R_{max} (ouRy), que é a altura máxima de pico a vale encontrada durante um exame.

- Podem também ser calculados parâmetros tridimensionais, como Sa, que representa a média aritmética dos desvios da rugosidade em relação ao plano médio de análise.[50]

A escala das características da superfície também deve ser considerada. O implante roscado comum em forma de raiz serve como um bom exemplo.

Com base na escala das características, a rugosidade da superfície dos implantes pode ser dividida em

a) Macrotopografia

b) Microtopografia

c) Nanotopografia

MACROTOPOGRAFIA

Os perfis macro-topográficos dos implantes dentários têm uma rugosidade de superfície na ordem dos milímetros a microns. Uma vez que o tamanho da topografia é grande (rugosidade superior a 10 im), está diretamente relacionado com a geometria do implante (por exemplo: parafuso roscado, desenhos pressfit de corpo sólido e/ou tecnologias de pérolas sinterizadas). Os implantes com rosca são concebidos para obter uma carga compressiva do osso cortical ou esponjoso circundante. As tecnologias de sinterização são utilizadas para criar uma malha ou pérolas sinterizadas na superfície do implante para facilitar o crescimento do osso. Verificou-se que a taxa de sucesso de implantes curtos (< 10 mm de comprimento) com tecnologia de pérolas sinterizadas é superior. As topografias macrodimensionadas com superfícies altamente rugosas ajudam na estabilidade inicial do implante e proporcionam espaços volumétricos para o crescimento do osso.

No entanto, a elevada rugosidade da superfície pode resultar num aumento da fuga iónica, bem como da peri-implantite.

MICROTOPOGRAFIA

Os perfis microtopográficos dos implantes dentários têm uma rugosidade de superfície na gama de 1 a 10 µm. A rugosidade da micro-superfície tenta melhorar a osteocondução (imigração de osso novo) através de alterações na topografia da superfície e a osteoindução (diferenciação de osso novo) ao longo da superfície do implante, utilizando o implante como veículo para a administração local de agentes bioactivos (matriz de adesão ou fator de crescimento como a BMP [Proteína Morfogénica Óssea]). As superfícies dos implantes com microtopografias demonstraram uma maior percentagem de contacto osso-implante quando comparadas com superfícies de titânio maquinadas ou polidas. A superfície gravada com plasma também apresenta resultados semelhantes, mas não são melhores do que as topografias de superfície criadas por jato de areia ou gravura ácida.

NANOTOPOGRAFIA

A nanotecnologia foi definida como "a criação de materiais, dispositivos e sistemas funcionais através do controlo da matéria à escala do comprimento nanométrico (1-100 nm) e da exploração de novos fenómenos e propriedades (físicas, químicas e biológicas) a essa escala de comprimento" (National Aeronautics and Space Administration),

A nanotecnologia envolve materiais que têm uma topografia nanométrica ou são compostos por materiais nanométricos. Estes materiais têm um tamanho que varia entre 1 e 100 nm.[50]

MACROTOPOGRAFIA

Geometria da rosca As roscas são concebidas para maximizar o contacto inicial, melhorar a área de superfície e facilitar a dissipação de tensões nas interfaces osso-implante A área de superfície funcional por unidade de comprimento do implante pode ser modificada através da variação de três parâmetros da geometria da rosca:

(a) Passo de linha

(b) Forma do fio

(c) Profundidade da linha

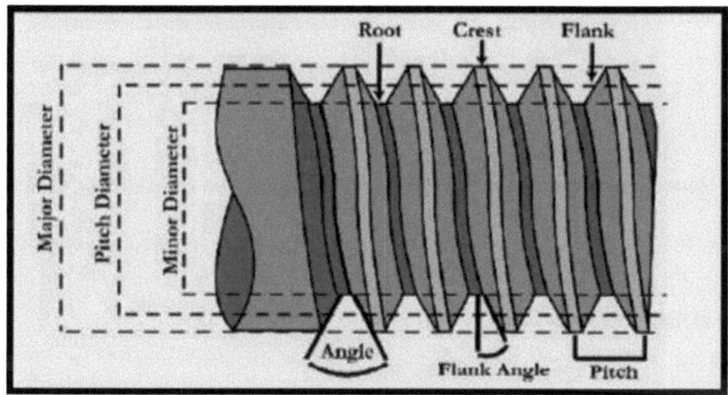

Fig. 8: A área de superfície funcional de um corpo de implante pode ser modificada por vários factores, incluindo o passo da rosca, a forma da rosca e a profundidade da rosca (diferença entre o diâmetro maior e o diâmetro menor)

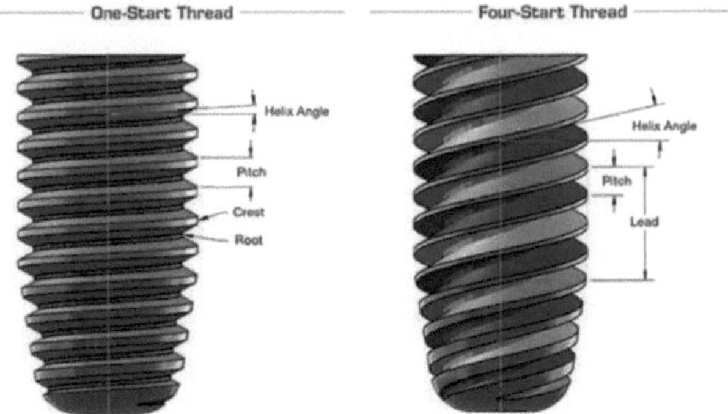

Fig. 9: Representação das características da rosca dos implantes dentários do tipo parafuso, incluindo o ângulo de hélice, o passo, o avanço, a crista e a raiz

Características roscadas:

Os implantes roscados convertem o movimento rotativo em movimento linear no local da osteotomia. Partilham as seguintes características:

a) Crista - a superfície mais exterior que une os dois lados do fio.

b) Raiz - a superfície mais interior que une os dois lados do fio.

c) Ângulo de hélice - o ângulo formado por um ponto do lado e o plano perpendicular ao eixo da rosca.

d) Passo - a distância de um ponto numa rosca a um ponto correspondente na rosca adjacente, medida paralelamente ao eixo.

e) Chumbo - a distância axial que o implante avança numa volta completa.

O passo e o avanço da rosca são os mesmos para roscas de um só arranque. Para as roscas de início múltiplo, o avanço é um múltiplo do passo.

ENCAIXE DE ROSCA: - É definido como a distância medida paralelamente ao seu eixo entre as formas de rosca adjacentes (para roscas tipo V) ou o número de roscas por unidade de comprimento no mesmo plano axial e no mesmo lado do eixo.

Quanto mais pequeno (ou mais fino) for o passo, maior será o número de roscas no corpo do implante para uma determinada unidade de comprimento e, consequentemente, maior será a área de superfície por unidade de comprimento do corpo do implante.

Uma diminuição da distância entre as roscas aumenta o número de roscas por unidade de comprimento. Por conseguinte, se a magnitude da força aumentar ou a densidade óssea diminuir, pode diminuir-se o passo da rosca para aumentar a área de superfície funcional.

- A facilidade cirúrgica de colocação também está relacionada com o número de roscas. Quanto menor for o número de roscas, mais fácil será a perfuração óssea ou a inserção do implante. Se forem utilizadas poucas roscas num osso forte, a facilidade de colocação do implante é melhorada porque o osso duro é mais difícil de preparar para a colocação do implante roscado.

A maioria dos fabricantes fornece sistemas de implantes com um passo fixo e uma área de superfície fixa por unidade de comprimento, independentemente do carácter das forças ou da densidade óssea do local anatómico.

FORMA DA ROSCA: - É outra caraterística importante da geometria geral da rosca. As formas das roscas nos desenhos dentários incluem o quadrado, a forma em V e o contraforte.

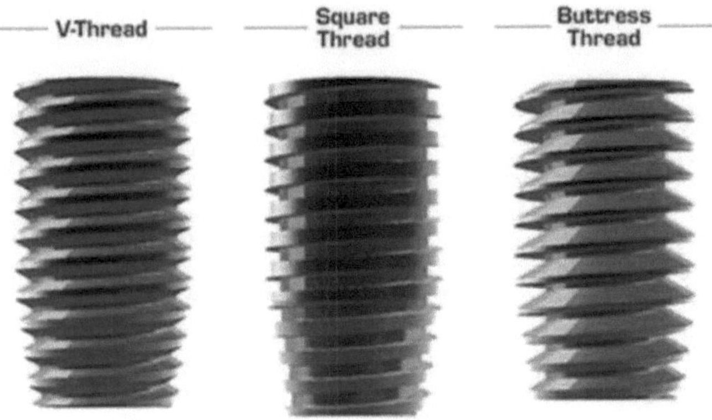

Fig. 10: Os corpos dos implantes roscados utilizam mais frequentemente um design em forma de V (extrema esquerda), quadrado (centro esquerdo) ou de contraforte (centro direito). O desenho macroscópico da rosca é responsável pela condição de micro-deformação local do osso.

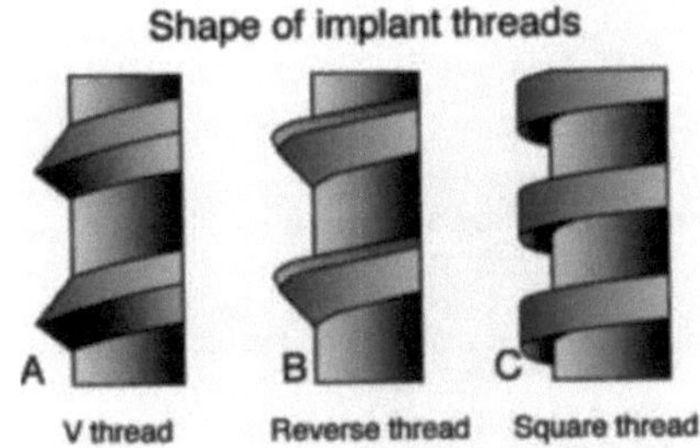

Fig 11: A rosca em V (A), a rosca em contraforte invertido (B) e a rosca

<h2 style="text-align:center">quadrada ou em potência (c)</h2>

- Em aplicações de engenharia convencionais, o design da rosca em forma de V é chamado de "tortura" e é usado principalmente para fixar peças de metal juntas, não para transferência de carga.

- -A forma da rosca de contraforte foi concebida inicialmente e está optimizada para cargas de arrancamento.

- A aplicação de implantes dentários dita a necessidade de uma forma de rosca optimizada para a função a longo prazo (transmissão de carga) sob as direcções de carga oclusal e intrusiva (o arrancamento oposto).
- A rosca quadrada ou de potência proporciona uma superfície optimizada para a transmissão de cargas intrusivas e compressivas.
- A força de corte numa face de rosca em V é cerca de 10 vezes maior do que a força de corte numa rosca quadrada.
- A componente de corte por unidade de comprimento de uma rosca de contraforte é semelhante a uma rosca em V quando sujeita a uma carga oclusal.
- Kim et al avaliaram um estudo tridimensional por elementos Unite de uma rosca em V, de um contraforte invertido e de uma rosca quadrada.
- A forma em V e o contraforte invertido tinham valores semelhantes e a rosca quadrada tinha menos tensão nas forças de compressão e, mais importante, nas forças de corte.

Direção das forças para diferentes formas: As roscas são eficazes para aumentar o contacto inicial com o osso circundante e contribuir para a estabilidade primária. No entanto, apresentam diferenças na forma como transmitem as cargas ao osso adjacente.

São gerados três tipos principais de cargas na interface osso-implante:

a) Forças de compressão - conduzem a um aumento da densidade e da resistência óssea.

b) Forças de tração - resultam num osso mais fraco.

c) Forças de cisalhamento - sendo as menos benéficas, também resultam num osso mais fraco.

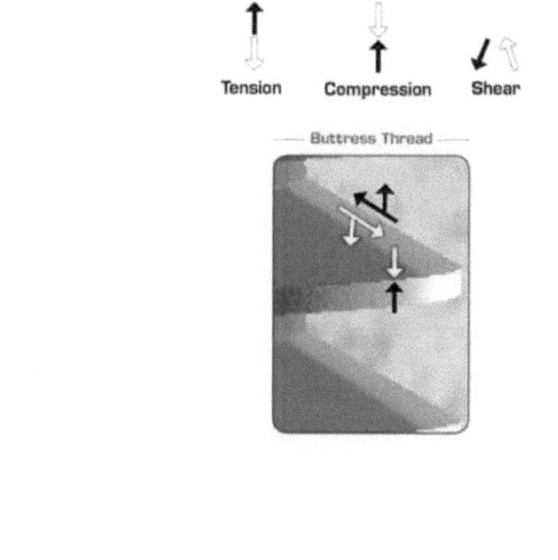

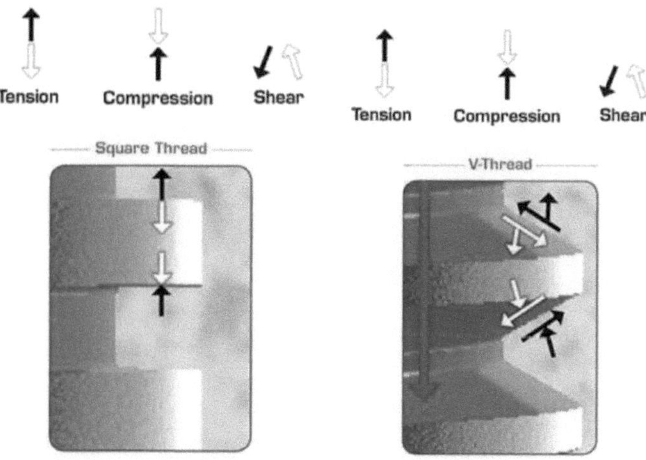

Fig. 12: Representação da direção das forças

PROFUNDIDADE DA ROSCA: - Refere-se à distância entre o diâmetro maior e o diâmetro menor da rosca.

- Quanto maior for a profundidade da rosca, maior será a área de superfície do implante, se todos os outros factores forem iguais.

- Quanto mais rasa for a rosca, mais fácil será enfiar o implante em osso denso e menos provável será a necessidade de perfurar o osso antes da inserção do implante.

- Um diâmetro menor reto, que é utilizado em quase todos os implantes dentários do tipo parafuso, resulta numa área de secção transversal uniforme ao longo do comprimento do implante. Um implante cónico tem frequentemente um diâmetro menor semelhante, mas o diâmetro exterior diminui de modo a que a profundidade da rosca diminua. O resultado é uma área de superfície menor.

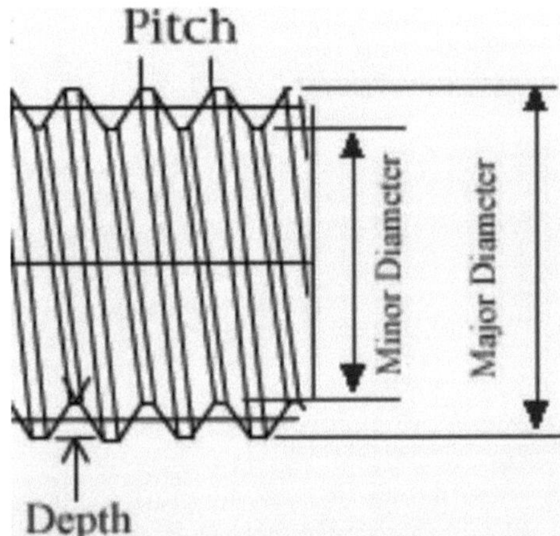

Fig. 13: A profundidade da rosca refere-se à distância entre a dimensão mais exterior do implante (diâmetro maior) e a dimensão mais interior da profundidade da rosca (diâmetro menor).

MICROTOPOGRAFIA

O significado da topografia à escala micrónica foi realçado num importante relatório de Buser e colegas que compararam várias preparações de superfície de cpTitânio com um controlo negativo de superfície electropolida e um grupo de controlo positivo revestido de hidroxiapatite. A observação de que uma superfície rugosa à escala micrónica, preparada por jato de areia e subsequente ataque ácido, era capaz de um rápido e maior acúmulo ósseo, reiterou um relatório anterior de que uma superfície de TiO2 jato de areia também suportava um acúmulo ósseo mais rápido e maior em implantes de cpTitânio.

Estas observações iniciais indicaram que a superfície de cpTitânio podia ser modificada para aumentar a acumulação óssea e sugeriram que o cpTitânio não era apenas "bioinerte" ou "biocompatível", mas podia influenciar a atividade celular ou as respostas dos tecidos, conduzindo a uma maior osteogénese.

Pelo menos três linhas de pensamento diferentes evoluíram para melhor interpretar ou explicar como a topografia da superfície à escala micrónica pode aumentar o contacto osso-implante. Uma é a teoria biomecânica de Hansson e Norton, a segunda é o conceito de osteogénese de contacto e a terceira é uma hipótese de sinalização da superfície apoiada por muitas investigações em culturas celulares.

Hansson descreveu de forma elegante a interação teórica do osso com a superfície do implante e definiu matematicamente o papel da rugosidade da superfície à escala micrónica nesta construção hipotética.

O resultado dos cálculos teóricos - de que uma superfície de implante deve ser densamente coberta com cavidades de aproximadamente 15 mm de profundidade e 3-5 mm de diâmetro - é apoiado por dados recolhidos numa série de estudos sobre os efeitos da topografia do implante no contacto entre o osso e o implante.

Reconhece-se que o encravamento mecânico do osso é essencial para um melhor desempenho dos implantes endósseos. Uma explicação possível é dada pela adaptação do osso à carga mecânica desempenhada pelos osteócitos que actuam como mecanossensores. A evidência da importância do aumento do contacto osso-implante foi fornecida pela medição da interação física de implantes rugosos de nível micronizado com o osso, utilizando ensaios de remoção de torque ou push-out. O que ainda não foi totalmente elucidado é a forma como a sinalização mecânica no tecido não mineralizado do osso em formação e no tecido conjuntivo adjacente é afetada pela superfície do implante. A ligação do osso à superfície do implante não está implicada como um mecanismo de reforço das associações físicas iniciais do implante com o osso. Um papel principal para a estabilização do coágulo de fibrina pela superfície do implante "exemplifica um papel que a rugosidade da superfície em microescala pode desempenhar na melhoria da csseointegração. É descrita uma interligação física das fibras de fibrina com as características da superfície que promove o crescimento direcionado de células formadoras de osso diretamente na interface implante/osso.

A melhoria topográfica pode ajudar na estabilização de estruturas frágeis de matriz extracelular para a condução de células para a superfície do implante (orientação por contacto). Vários investigadores descreveram ainda efeitos específicos da topografia da superfície no comportamento das células osteoblásticas aderentes ao titânio. O tema principal destas investigações é que o controlo da função celular mediado pela adesão à superfície sublinha as influências positivas na formação óssea.

Muitas investigações contribuíram para a compreensão de que existe uma gama de topografia de superfície ao nível dos microns que melhora a diferenciação dos osteoblastos aderentes e a formação/mineralização da matriz extracelular. Em conjunto, estas investigações demonstraram que o aumento da topografia da superfície aumenta efetivamente a síntese da matriz extracelular das células aderentes e proporciona uma resposta de osteointegração mais rápida e fiável. Foi proposto um papel claramente definido para as proteínas-receptores da matriz extracelular (integrina) para transduzir sinais específicos da topografia para as células aderentes.

Uma forma possível de a topografia poder alterar a diferenciação celular é através de alterações impostas na forma das células. Os efeitos da topografia ao nível do mícron no aumento do contacto osso-implante são observados in vivo e na histologia clínica humana. Foram obtidas provas limitadas de que as integrinas estão envolvidas nas respostas celulares às superfícies dos implantes, utilizando estudos de cultura de células MG63. A modificação topográfica à escala de microns do cpTitânio é aceite no mercado de implantes dentários endósseos. A crença de que a topografia da superfície ao nível do micron resulta numa maior acumulação de osso na superfície do implante é apoiada por algumas evidências clínicas. No entanto, estas superfícies têm sido geralmente interpretadas como dispositivos biocompatíveis com uma capacidade limitada de afetar diretamente o destino inicial dos tecidos circundantes (por exemplo, impor a formação óssea ou evitar a reabsorção óssea).

Atualmente, um aspeto crescente da investigação sobre a superfície dos implantes endósseos centra-se na melhoria da atividade das células formadoras de osso na interface tecido-implante. Este desejo de "bioatividade" tem sido abordado através de uma variedade de abordagens diferentes. Claramente, as superfícies de cpTitânio podem ser modificadas para dirigir respostas celulares específicas, como a osteogénese. Mais especificamente, as superfícies de implantes de cpTitânio podem ser feitas para direcionar a osteoindução de células progenitoras aderentes. Enquanto uma das abordagens é a imobilização de péptidos bioactivos ou factores de crescimento, nomeadamente o BMPS, outras abordagens têm incluído a utilização de engenharia de superfícies à escala nanométrica para induzir a sinalização osteoindutora intrínseca das células aderentes à superfície.

Recentemente, foram também propostos métodos para criar nano-características nas superfícies dos implantes. A abordagem física através da compactação de nanopartículas, o método de auto-montagem molecular, a modificação química e a deposição de nanopartículas foram utilizados para criar nanotopografias nas superfícies dos implantes.

NANOTOPOGRAFIA

Os perfis topográficos nanométricos na superfície do implante podem desempenhar um papel na adsorção de proteínas, na adesão dos osteoblastos e, consequentemente, na taxa de osseointegração. O condicionamento ácido da superfície do implante jato de areia aumenta a rugosidade da superfície, criando uma nanotopografia que permite o crescimento do osso _ Um dos inconvenientes das nanotopografias é a reprodutibilidade dos valores de rugosidade. O principal objetivo das estratégias actuais é proporcionar uma maior estabilidade óssea através de características micro e nanosuperficiais. Estas estratégias podem ser divididas entre as que tentam aumentar o crescimento ósseo (por exemplo, osteocondução), através de alterações na topografia da superfície (por exemplo, rugosidade da superfície) e os meios biológicos para manipular o tipo de células que crescem na superfície do implante.

A aplicação da nanotecnologia à superfície do implante dentário envolve uma associação bidimensional das características da superfície (ao longo e longe do plano médio da superfície). Estas nano-características podem estar dispostas de forma organizada (isotrópica) ou desorganizada (anisotrópica), dependendo frequentemente do método de fabrico. Das topografias de superfície que foram aplicadas a uma superfície de implante dentário, a topografia é muitas vezes carateristicamente anisotrópica. Quando estes conceitos são aplicados à superfície do implante endósseo, está implícito o embelezamento da *superfície com características à escala nanométrica que conduzem a um novo comportamento físico-químico (por exemplo, ligação óssea) ou a eventos bioquímicos (por exemplo, adsorção alterada de proteínas, adesão celular com alterações no comportamento das células).

A modificação à nanoescala da superfície do implante endósseo de titânio pode afetar tanto a topografia como a química da superfície. A modificação química específica do cpTitânio poderia ser o objetivo da modificação à escala nanométrica.

De facto, uma caraterística complicadora da manipulação à escala nanométrica de qualquer material é o facto de existirem alterações químicas inerentes à superfície do material a granel. Albrektsson amwvennerbergdividiram a qualidade da superfície do implante em três categorias: (1) propriedades mecânicas, (2) propriedades topográficas e (3) propriedades físico-químicas. Indicaram que estas características estão relacionadas e que, ao alterar qualquer um destes grupos, os outros também serão afectados. É provável que esta importante observação seja ainda mais relevante para as discussões sobre as modificações nanotopográficas da superfície endóssea de cpTitânio. Uma limitação frequentemente encontrada nos estudos que comparam a topografia de superfície a nível nanométrico e micrométrico é que pode ser extremamente difícil isolar os efeitos químicos ou de carga induzidos pela nanotopografia. Quando se aborda o controlo a nível atómico da montagem do material, as propriedades da superfície são influenciadas por fenómenos quânticos que não regem o comportamento tradicional do material a granel.

É muito difícil, mas importante, distinguir os efeitos específicos da topografia das alterações associadas à energia da superfície ou à reatividade química. A nanotecnologia exige novas formas de manipulação da matéria à escala atómica. Várias abordagens são atualmente predominantes na aplicação experimental a implantes endósseos. Uma das abordagens envolve o método físico de compactação de nanopartículas de TiO2 contra partículas de nível micrónico para produzir superfícies com limites de grão à escala nanométrica.[50]

O VALOR RELATIVO DA RUGOSIDADE À ESCALA NANOMÉTRICA E À ESCALA MICRÓNICA

O desenvolvimento de uma interface implante/osso pode ser influenciado tanto por parâmetros de topografia à escala nanométrica como à escala micrométrica. O papel dos parâmetros da superfície (tanto a química do volume como a topografia) requer a consideração das interacções moleculares (iónicas e biomoleculares) com a superfície, do fenómeno de adesão celular e das características biomecânicas locais da interface estabelecida. É evidente que a modificação à nanoescala afectará a reatividade química da superfície de um implante endósseo e alterará as interacções iónicas e biomoleculares com a superfície. As alterações propostas incluem o aumento da molhabilidade, a alteração da adsorção de proteínas e o potencial fenómeno de mineralização. As alterações na molhabilidade e a adsorção alterada de proteínas levam a uma alteração da adesão celular, provavelmente envolvendo receptores de integrina e não-integrina. O potencial de mineralização e o crescimento epitáxico de cristais em apoio da ligação óssea precoce podem alterar drasticamente o ambiente biomecânico do implante em cicatrização a favor da estabilidade.

Vários relatórios apoiam o conceito de que a nanotopografia aumenta a diferenciação osteoblástica, o que também poderia promover a estabilidade e alterar favoravelmente o ambiente biomecânico para a cicatrização. No entanto, a estabilidade clínica inicial pode exigir considerações adicionais sobre a topografia à escala micrónica e o desenho geral do implante. As investigações pioneiras de Meirelles e colaboradores sugerem que a topografia à escala nanométrica, por si só, não é suficiente para assegurar uma osseointegração robusta. As investigações que isolaram a topografia à escala nanométrica como uma variável experimental na osseointegração exigiram uma consideração adicional da estabilidade do implante endósseo. É possível que a rugosidade ao nível dos microns tenha um valor adicional para o processo de osteointegração. A consideração teórica da forma como os tecidos em formação se interligam com os elementos topográficos ao nível dos microns e a forma como a estimulação mecânica dos tecidos em formação é transmitida por esses elementos topográficos representam ideias que podem não ser totalmente substituídas pela introdução de modificações nanotopográficas na superfície do implante endósseo.

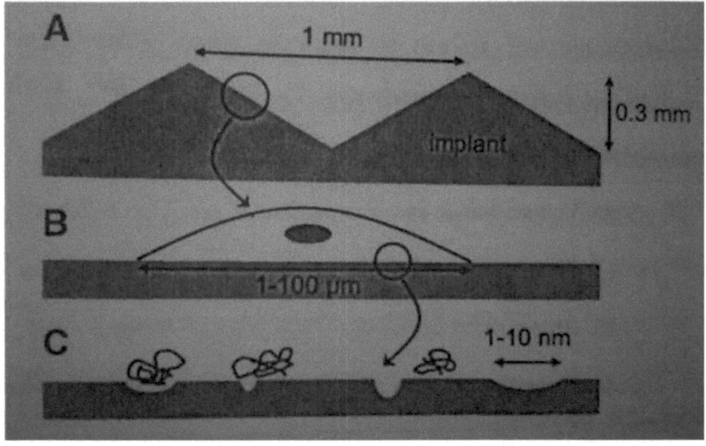

Fig. 14: Tamanho e escala das características da superfície relevantes para a interface tecido-implante. As roscas (A) estão ao nível macro; as células e a topografia da superfície (B) estão ao nível micro; e as proteínas e os defeitos da superfície (C) estão ao nível nano.

TÉCNICAS DE MODIFICAÇÃO DE SUPERFÍCIES

A tecnologia em crescimento recente está a fazer avançar rapidamente a engenharia de superfícies na implantologia dentária. Estes avanços resultaram em propriedades de superfície mais complexas, desde as escalas macro, micro e nanométricas. Aqui, discutiremos o estado de desenvolvimento das superfícies de implantes e as tendências actuais nas modificações de superfícies que visam acelerar a osseointegração dos implantes dentários.

A topografia da superfície de um implante pode ser concebida tornando-a porosa e/ou revestindo a superfície do implante para aumentar o contacto osso-implante, uma vez que a superfície anatómica do osso não pode ser controlada. Existe uma variedade de métodos para aumentar a rugosidade da superfície do implante. Estes podem ser classificados em:

a) Superfícies torneadas

b) Superfícies jato de areia

c) Superfícies gravadas com ácido

d) Superfícies jacteadas com areia e gravadas com ácido (SLA)

e) Superfícies anodizadas

f) Superfícies pulverizadas por plasma - pulverização de plasma de titânio

g) Deposição por pulverização catódica

h) Superfícies modificadas por laser

SUPERFÍCIES TORNEADAS

São as superfícies mais utilizadas no passado; eram submetidas apenas a um processo de descontaminação após o processo de torneamento. Estas superfícies são também designadas por superfícies maquinadas ou lisas, mas a observação microscópica revela a presença de uma ligeira rugosidade devido aos sulcos e cristas produzidos durante o processo de torneamento. Uma das principais características das superfícies torneadas é que é possível observar uma osteogénese à distância.

Foram propostas modificações para alterar as características da superfície de torneada para rugosa, para melhorar a estabilização do implante e para aumentar a área da superfície. Na preparação de superfícies modificadas, foram utilizados métodos aditivos (por exemplo, pulverização de plasma, revestimento de HA) ou métodos subtractivos (por exemplo, jato de areia, ataque ácido). Os valores típicos de Sa, para superfícies tratadas, são 0,3-1,0µm. Exemplo: Sistema de implante LLC

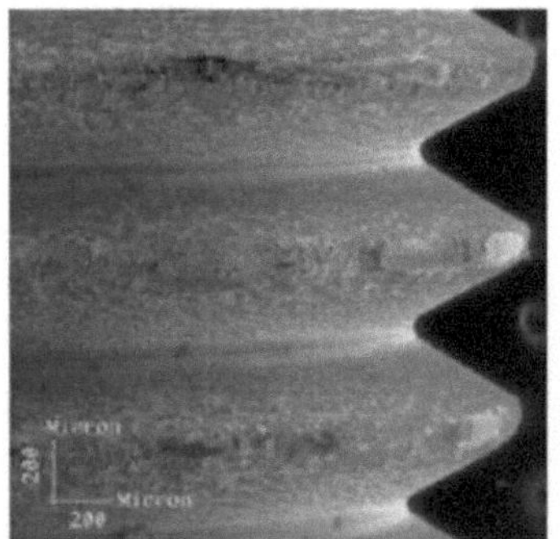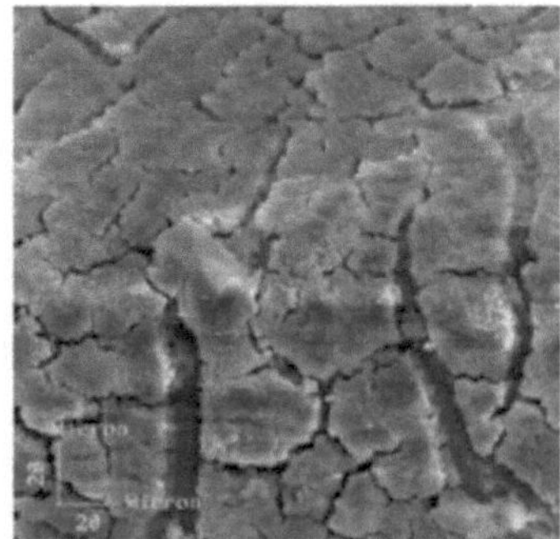

Fig. 15: Micrografia eletrónica de varrimento de superfícies torneadas

SUPERFÍCIES JACTO DE AREIA

O aumento da rugosidade de um implante pode ser conseguido através do jato de pequenas partículas na superfície, normalmente designado por jato de areia ou jato de granalha. Quando as partículas atingem a superfície do implante, criam uma cratera. A rugosidade da superfície depende, portanto, do material a granel, do material das partículas, do tamanho das partículas, da forma das partículas, da velocidade das partículas e da densidade das partículas. A rugosidade da superfície resultante é normalmente anisotrópica, consistindo em crateras e cristas e, ocasionalmente, partículas incrustadas na superfície.

A rugosidade da superfície aumenta com o tamanho das partículas utilizadas, sendo as superfícies jateadas com partículas de 25 pm mais ásperas do que a superfície maquinada e mais suaves do que as superfícies jateadas com partículas de 75 pm e 250 pm. Os valores típicos de Sa são 0,5-2,0 pm.

O procedimento de jato de areia é realizado utilizando agentes como o óxido de alumínio e o óxido de titânio. Foi demonstrado que o jato de areia permite a adesão, a proliferação e a diferenciação de osteoblastos.[51]

Exemplo: Sistema de implantes MIS

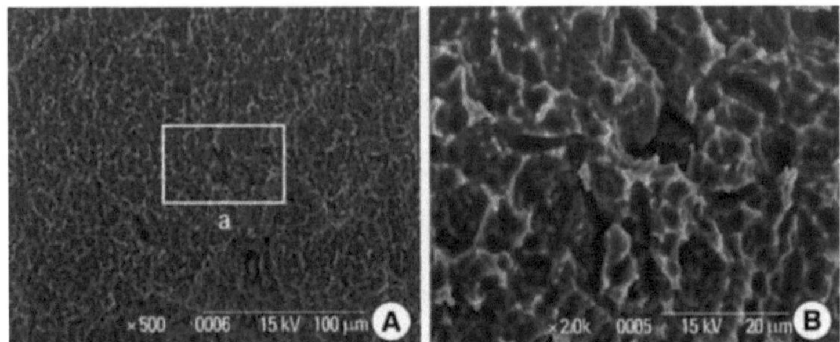

Fig. 16: Micrografia eletrónica de varrimento de superfícies jacteadas

SUPERFÍCIES GRAVADAS COM ÁCIDO

Com o ataque ácido, a superfície é perfurada através da remoção de grãos e limites de grãos da superfície do implante, uma vez que certas fases e impurezas são mais sensíveis ao ataque ácido, obtendo-se uma remoção selectiva do material. A rugosidade resultante depende do material a granel, da microestrutura da superfície, do ácido e do tempo de imersão. As superfícies são geralmente consideradas minimamente rugosas, uma vez que os valores típicos de Sa são 0,3-1,0 pm. Este processo é efectuado utilizando banhos de ácido clorídrico, ácido sulfúrico e ácido nítrico em diferentes combinações. A rugosidade antes do condicionamento, a mistura de ácidos, a temperatura do banho e o tempo de condicionamento afectam o processo de condicionamento ácido.

Foi proposta uma técnica de ataque ácido duplo para produzir uma superfície microtexturizada (em vez de macrotexturizada), que poderia ser mais predisposta a alcançar resultados desejáveis. Isto deve-se ao facto de ter sido observada uma maior adesão de genes plaquetários e uma maior expressão de genes extracelulares nesta superfície com duplo ataque ácido. Exemplos: Implante MIS [51]

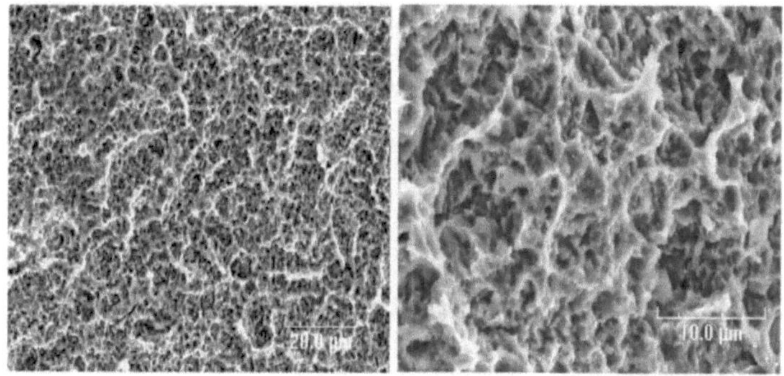

Fig. 17: Micrografia eletrónica de varrimento da superfície de titânio gravada com ácido

SUPERFÍCIE JACTO DE AREIA E ACIDIFICADA (SLA)

Os implantes dentários disponíveis no mercado são normalmente jacteados com partículas e, em seguida, submetidos a um tratamento ácido. Este procedimento é efectuado para obter uma rugosidade superficial dupla, bem como para remover as partículas de granalhagem incorporadas. O ataque ácido reduz os picos mais elevados, ao mesmo tempo que são criados buracos mais pequenos e a rugosidade média da superfície é reduzida. No início dos anos 90, a investigação intensiva já tinha demonstrado que a superfície jacteada com areia e gravada com ácido apresentava vantagens em comparação com quase todos os outros tipos de superfície de implante, incluindo a superfície de spray de plasma de titânio que, até essa altura, tinha sido o padrão para os implantes ITI.

Os valores típicos de Sa para implantes jacteados e gravados com ácido são de 1-2 pm. O processo químico do condicionamento ácido altera a estrutura da superfície, tendo sido registada a criação de uma camada de hidreto de titânio com uma espessura de 1 -2 um, entre o óxido da superfície e o metal a granel. Além disso, enxaguando o implante SLA numa atmosfera de azoto e armazenando-o em solução salina até à instalação, a quantidade de contaminação por carbono pode ser reduzida, melhorando a hidrofilicidade da superfície do implante. O resultado deste procedimento é a criação de uma nova superfície hidrofílica (SLActive). Este procedimento permite que a SLActive mantenha uma superfície quimicamente ativa, condicionada ao corpo humano. Além disso, os aniões do ácido podem ser incorporados na camada de óxido, como os iões fluoreto, se forem gravados com ácido fluorídrico. Vários estudos demonstraram que os implantes SLActive atingem um contacto ósseo e uma estabilidade mais elevados em períodos de tempo mais precoces (6 semanas) quando comparados com os implantes SLA, e reduziram drasticamente os tempos de cicatrização de 12 para 6 semanas. [51]

Exampte: Sistema de implantes GENESIS

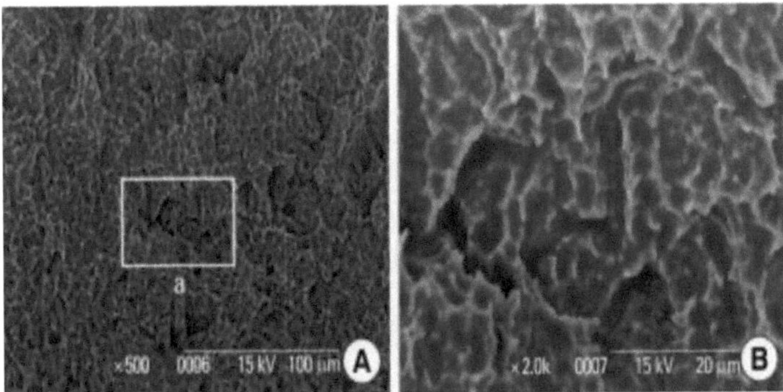

Fig. 18: Micrografia eletrónica de varrimento da
superfície do implante jacteada com areia e gravada com ácido

(SLA)

SUPERFÍCIE ANODIZADA

O processo de oxidação tem sido utilizado em implantes dentários para alterar as características da camada de óxido e, consequentemente, para melhorar a biocompatibilidade da superfície. A vantagem consiste em modificar a superfície sem depositar partículas de grão. As superfícies anodizadas são preparadas através da aplicação de uma tensão na amostra de titânio imersa num eletrólito. A superfície resultante apresenta microporos de diâmetros variáveis e demonstra ausência de citotoxicidade; além disso, a fixação e a proliferação das células são melhoradas em comparação com as superfícies torneadas. Os valores de Saval variam entre 0,96 e 1,03um. Uma taxa de sucesso clínico mais elevada

foi observada nos implantes de titânio anodizado em comparação com superfícies de titânio torneado de formas semelhantes. Foram propostos dois mecanismos para explicar esta osseointegração: interação mecânica através do crescimento ósseo nos poros e ligação bioquímica.[51]

EXEMPLO: Sistema de implantes GENESIS

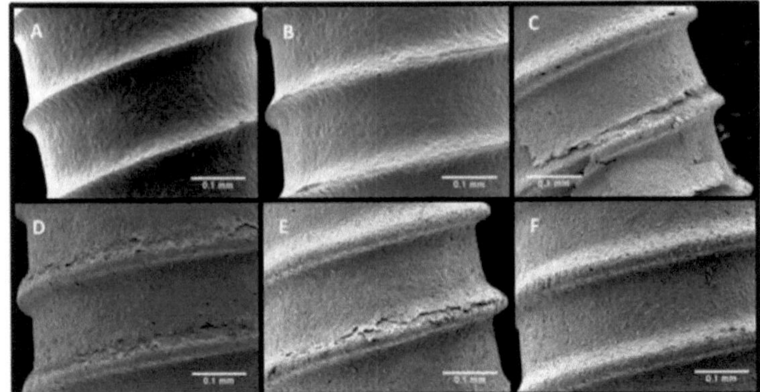

Fig. 19: Micrografia eletrónica de varrimento de uma superfície anodizada

SUPERFÍCIES PULVERIZADAS POR PLASMA

A utilização de superfícies pulverizadas com plasma tem sido referida em estudos ortopédicos desde a década de 1970. Mais tarde, observou-se que, em torno de implantes dentários, o osso se formava sem uma camada intermédia de tecido conjuntivo. Os implantes pulverizados com plasma são preparados através da pulverização de metal fundido na base de titânio, o que resulta numa superfície com vales, poros e fendas de tamanho e forma irregulares, aumentando a área de superfície microscópica em 6-10 vezes.

Superfície de pulverização de plasma de titânio (TPS) - foi referido que aumenta a área de superfície da interface osso-implante e actua de forma semelhante a uma superfície tridimensional, o que pode estimular a osteogénese de adesão. Embora se verifique um enorme aumento da área de superfície total a nível microscópico, a capacidade de carga efectiva do revestimento aumenta a área funcional em 25% a 30%, o que não deixa de ser substancial.

Foram propostas superfícies pulverizadas com plasma, obtidas com materiais mais

reactivos, para acelerar e melhorar o crescimento ósseo nos poros da superfície do

implante. Foi proposta uma modificação alcalina após a projeção de plasma,

utilizando soluções de hidróxido de sódio a 40°C durante 24 horas. Uma

desvantagem da utilização de implantes pulverizados por plasma é o descolamento

do titânio após a inserção do implante. [51]

EXEMPLO: Sistema de implante BIOMET 3i

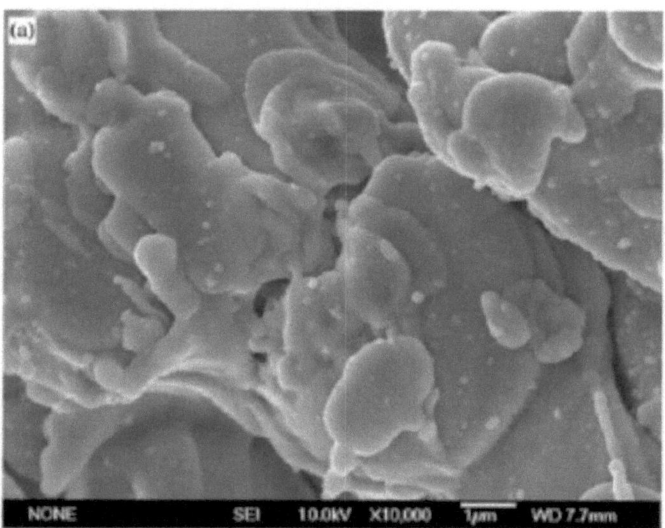

Fig. 20: Micrografia eletrónica de varrimento da superfície pulverizada com plasma

Deposição por pulverização catódica - o processo de pulverização catódica

demonstrou ser uma técnica particularmente útil para a deposição de revestimentos finos de biocerâmica, devido à capacidade da técnica para proporcionar um maior

controlo das propriedades dos revestimentos e uma melhor adesão entre o substrato

e o revestimento. A espessura dos revestimentos de HA produzidos pelo processo

de pulverização catódica varia entre 0,5 e 3,0 µm. Com o processo de pulverização

catódica, a rugosidade da superfície do revestimento depende da rugosidade do

substrato. A rugosidade média aritmética (Ra) para HA revestida pelo processo de

pulverização catódica é de 3,0 ± 1,2 µm.

EXEMPLOS: SISTEMA DE IMPLANTES GENESIS, SISTEMA DE
IMPLANTES BIOHORIZON

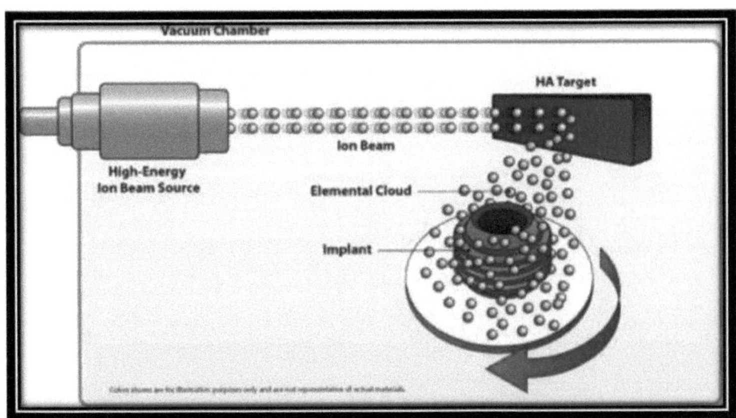

Fig. 21: Pulverização catódica de iões

MODIFICAÇÃO DO LASER

O laser é um campo emergente para utilização como ferramenta de microusinagem para produzir uma estrutura 3-D a nível de micrómetros e nanómetros. Esta técnica é um método de eleição para geometrias de superfície complexas. A técnica gera impulsos curtos de luz de um único comprimento de onda, fornecendo energia concentrada num único ponto. É rápida, extremamente limpa e adequada para a modificação selectiva de superfícies e permite a geração de microestruturas/características complexas com alta resolução. Estas vantagens tornam esta técnica interessante para implantes biomédicos geometricamente complexos.

A técnica laser tem várias vantagens, não adiciona produtos químicos e pode ser utilizada no fabrico de rotina. Apenas o vale e partes do flanco das roscas do implante foram tratados com laser, enquanto a restante parte foi deixada como maquinada. A ideia subjacente a esta conceção é que a parte do flanco da rosca do implante, que pode ter um maior risco de exposição a microrganismos e placa bacteriana, é caracterizada por uma superfície relativamente lisa para minimizar a incidência de perl-implantite, enquanto a parte do vale da rosca do implante tem uma superfície mais rugosa.[51]

EXEMPLO: SISTEMA DE IMPLANTES BIOHORIZONS

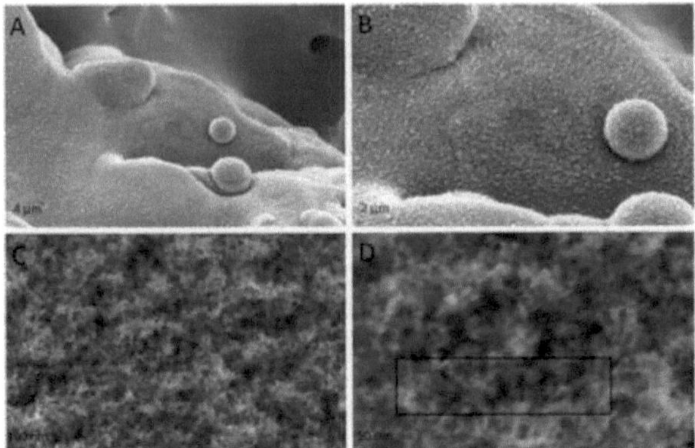

Fig. 22: Micrografia eletrónica de varrimento. Maior ampliação da superfície de modificada por laser, mostrando a nanotopografia

QUÍMICA DE SUPERFÍCIES

As características físico-químicas que podem ser manipuladas para afetar a interação dos implantes com as células e os tecidos são:

- Energia de superfície

- Carga de superfície

- Composição da superfície

Energia de superfície

O tratamento por descarga luminescente é um processo no qual os materiais são expostos a um gás ionizado, como o árgon. Durante as colisões com o substrato, as espécies de alta energia "limpam" os contaminantes da superfície, insaturando assim as ligações superficiais e aumentando a energia da superfície. Esta energia de superfície elevada influenciará então a adsorção de biomoléculas, o que, por sua vez, afecta o comportamento subsequente das células e dos tecidos. Há quem especule que as superfícies de elevada energia aumentam a adesão dos tecidos. No entanto, não foi demonstrada uma melhoria das interacções com o osso. A energia da superfície de um implante é considerada um fator-chave para a adesão das células ósseas e para a mineralização óssea na fase inicial da interface osso-implante.

Carga de superfície

Considerando o papel das interacções electrostáticas em muitos eventos biológicos, foi proposto que as superfícies carregadas favorecem a integração dos tecidos. Verificou-se que tanto as superfícies positivas como as negativas facilitam a formação óssea. Mas as superfícies carregadas negativamente são consideradas devido à sua semelhança química com o mineral ósseo. Embora a sua popularidade tenha aumentado, a sua utilização continua a ser controversa. Surgiram preocupações devido a problemas como a dissolução e a fissuração dos revestimentos, bem como a separação dos revestimentos dos substratos metálicos, um fenómeno designado por delaminação.[50]

Composição da superfície

Os biomateriais utilizados em implantes são definidos como a compatibilidade de qualquer material estranho com um organismo vivo, ou a capacidade de um material implantado sofrer apenas uma deterioração mínima durante o serviço, para produzir uma alteração mínima no ambiente do corpo e funcionar satisfatoriamente mesmo noutros aspectos.

As propriedades físicas dos materiais, a sua configuração de superfície, a indução tecidular e o seu potencial para provocar uma resposta inflamatória ou de rejeição são factores importantes nesta área.

Os materiais utilizados são:

- METAIS E LIGAS

    - Titânio

    -Ligas de titânio (Ti6Al4V)

    -Cobalto, crómio, liga de molibdénio (Vitallium)

    - Aço austenítico ou aço cirúrgico

      (ferro, crómio, liga de níquel)

- COMPOSTOS DE CARBONO E CARBONO-SILÍCIO

- CERÂMICA

    - Óxidos de alumínio

    -Óxidos de titânio

    -Óxidos de zircónio

-POLÍMEROS E COMPÓSITOS

    - Poli metacrilato de metilo (PMMA)

    - Poli tetra fluoro etileno (PTFE)

- Poli(teraftalato de etileno) (Dacron)

- Dimetilpolissiloxano (borracha de silicone)

- Polietileno de peso molecular ultra-elevado (PE UHMW)

- Polissulfona

Além disso, os biomateriais podem ser classificados com base no tipo de resposta biológica que provocam quando implantados.

Foram registados três tipos principais de atividade biodinâmica:

(1) biotolerante

(2) bioinert

(3) bioativo

Os materiais **biotolerantes** são aqueles que não são necessariamente rejeitados quando implantados em tecidos vivos, mas são rodeados por uma camada fibrosa sob a forma de uma cápsula, por exemplo: polimetilmetacrilato e liga de cobalto-crómio (Co-Cr). `

Os materiais **bio-inertes** permitem a aposição estreita de osso na sua superfície, conduzindo à osteogénese de contacto. Exemplo: aço inoxidável, titânio, alumina (Al203), zircónia parcialmente estabilizada.

Os materiais **bioactivos** também permitem a formação de osso novo. Na sua superfície, mas a troca de iões com o tecido hospedeiro leva à formação de uma ligação química ao longo da interface (osteogénese de ligação) Exemplo:

hidroxiapatite sintética, vitrocerâmica, biovidro.

Os materiais bioinertes e bioactivos são também considerados ostocondutores, o que significa que podem funcionar como suportes que permitem o crescimento ósseo nas suas superfícies.

Osteocondutor não deve ser confundido com materiais osteoindutores, tais como a proteína bonemorfogenética humana recombinante 2 (rhBMP-2), que se refere à capacidade de induzir a formação óssea de novo.

Os materiais biotolerantes, bioinertes e bioactivos são todos biocompatíveis por definição e resultam numa resposta previsível do hospedeiro numa aplicação específica.[51]

FACTORES QUE AFECTAM OS BIOMATERIAIS DOS IMPLANTES

Os factores que afectam a bio-compatibilidade incluem as propriedades químicas, mecânicas, eléctricas e específicas da superfície.

FACTORES QUÍMICOS

A corrosão pode ser definida como a perda de iões metálicos da superfície de um metal para o ambiente circundante. Existem três tipos básicos de corrosão: geral, por picadas e fenda. [52]

Corrosão geral um metal é imerso numa solução electrolítica. Os iões carregados positivamente do metal são transferidos para o eletrólito líquido e o rnotnl transporta os electrões carregados negativamente. Esta migração continua até que a diferença de potencial entre o metal e o eletrólito seja suficientemente grande para impedir que mais iões entrem na solução ou que os electrões sejam transferidos, atingindo-se assim o ponto de equilíbrio.

A corrosão por picadas ocorre num implante com uma pequena superfície de picada colocada numa solução. Um implante deste tipo apresenta duas condições de superfície diferentes. Quando o metal perto do fosso se dissolve ou perde iões positivos da sua superfície, a carga negativa associada dos electrões libertados tem de ser dissipada através do metal do implante. Este tipo de corrosão pode avançar muito rapidamente, atacando ativamente os implantes metálicos se não existirem condições adequadas de material e superfície. Este tipo de corrosão é designado por corrosão por pite.

Corrosão em fendas que ocorre em torno da interface osso-implante ou de um dispositivo de implante em que existe uma superfície sobreposta ou de tipo compósito sobre um substrato metálico num ambiente de tlssus/fluidos com espaço mínimo, podendo estar presente pouco ou nenhum oxigénio na fenda. Quando os iões metálicos se dissolvem, podem criar um ambiente local com carga positiva na fenda, o que pode proporcionar oportunidades de corrosão na fenda. Assim, a seleção de metais e ligas para biomateriais depende de uma compreensão do fenómeno da corrosão e da biocorrosão. Todos os metais se ionizam até certo ponto, diminuindo normalmente com o aumento da neutralidade da solução metálica.[52]

FACTORES ELÉCTRICOS: Inclui os métodos físico-químicos, os métodos morfológicos e os métodos bioquímicos que já referi.

FACTORES MECÂNICOS: Incluem o módulo de elasticidade, a resistência à compressão, a resistência à tração e o alongamento, que afectam a química da superfície.

FACTORES ESPECÍFICOS DA SUPERFÍCIE:

Eventos na interface osso-implante: O desempenho dos biomateriais pode ser classificado em termos de:

(1) A reação do hospedeiro ao implante.

(2) O comportamento do material no hospedeiro.

Resposta do material: O acontecimento que ocorre quase imediatamente após a implantação de metais, tal como acontece com outros biomateriais, é a adsorção de proteínas. Estas proteínas provêm primeiro do sangue e dos fluidos dos tecidos no local da ferida e, mais tarde, da atividade celular na região interfacial. Existe uma vasta literatura que descreve a oxidação de implantes metálicos, tanto in vivo como in vitro. Embora os biomateriais de implantes metálicos tenham sido originalmente seleccionados devido às suas películas de óxido estáveis, é sabido que as superfícies de óxido continuam a sofrer alterações electroquímicas no ambiente fisiológico. Para além disso, os estudos analíticos de superfície mostram que a composição química da película de óxido muda ao incorporar cálcio, fósforo e enxofre.

Outra consequência destes acontecimentos é a libertação de iões metálicos nos tecidos. Estes subprodutos da corrosão acumulam-se localmente, mas podem também propagar-se sistemicamente. Foram medidos teores significativamente elevados de metais tanto nos tecidos peri-protésicos como no soro e na urina de doentes com implantes ortopédicos.[52]

Resposta do hospedeiro: A resposta do hospedeiro aos implantes colocados no osso envolve uma série de eventos celulares e matriciais que, idealmente, culminam na cicatrização dos tecidos, conduzindo a uma aposição íntima do osso ao biomaterial, ou seja, uma definição operativa de osseointegração. Para que este contacto íntimo ocorra, as lacunas que existem inicialmente entre o osso e o implante na cirurgia devem ser preenchidas inicialmente por um coágulo sanguíneo e o osso danificado durante a preparação do local do implante deve ser reparado.

Estudos morfológicos revelaram a heterogeneidade da típica interface osso-implante. Uma caraterística frequentemente relatada é a presença de uma zona interfacial afibrilar, comparável a linhas de cimento e lamninaelimitans. Embora a sua espessura e aspeto variem, esta zona forma-se independentemente do tipo de biomaterial implantado, incluindo o aço inoxidável cp Ti e a hidroxiapatite.

Foram observados osteoblastos, osteoide e matriz mineralizada adjacentes à lâminaelimite, o que sugere que o osso pode ser depositado diretamente na superfície do implante, estendendo-se para fora do biomaterial. Assim, a formação óssea na região peri-protésica ocorre em duas direcções: o osso de cicatrização aproxima-se do biomaterial, mas também o osso se estende do implante em direção ao osso de cicatrização, Estudos in vitro, os modelos de cultura de células ósseas são cada vez mais utilizados para estudar as interacções osso-biomaterial. A maioria das culturas utilizou células osteoblásticas e apenas algumas utilizaram células osteoclásticas. Sabe-se que o osso de diferentes locais, idades de desenvolvimento e tipos, apresenta variabilidade. No entanto, uma consideração importante é que a informação obtida pode efetivamente refletir acontecimentos in vivo. Por exemplo, modelos in vitro e in vivo mostraram a formação de uma camada semelhante a uma linha de cimento e a organização adequada da matriz mineralizada durante a cultura em vários substratos.

É compreensível que, devido às complexidades do ambiente in vivo, a interface osso-implante ainda não tenha sido totalmente caracterizada. A heterogeneidade e a marcação imunitária irregular observadas em estudos morfológicos sugerem que, apesar de terem sido identificadas várias biomoléculas na interface, estas não são provavelmente as únicas presentes. As biomoléculas também têm papéis essenciais na orientação da resposta do osso ao implante. É necessário mais trabalho para as identificar e determinar as suas funções na interface.[53]

A química da superfície dos implantes também pode ser alterada através de revestimentos de superfície:

Revestimentos de óxido:

A passivação refere-se ao facto de um material se tornar "passivo", ou seja, menos afetado por factores ambientais como o ar ou a água. Envolve uma camada exterior de proteção contra a corrosão que pode ser aplicada como um micro-revestimento ou que ocorre espontaneamente na natureza. A passivação é útil para reforçar e preservar o aspeto dos materiais metálicos. [45]

Como técnica, a passivação é a utilização de uma leve camada de material, como o óxido de metal, para criar um invólucro contra a corrosão.

A maioria dos metais forma camadas de óxido quando expostos à atmosfera. A natureza deste óxido depende do metal e das condições em que foi oxidado. Tudo o que entra em contacto com a superfície do implante tem o potencial de a alterar. Partindo do princípio de que as condições fisiológicas do organismo se mantêm relativamente constantes, o comportamento de um metal no organismo depende do carácter da camada de óxido O titânio puro pode teoricamente formar vários óxidos, entre os quais o TiO, o TiO2 e o Ti2O3 são os mais estáveis e, por conseguinte, os mais utilizados em condições fisiológicas. Estes óxidos formam-se espontaneamente aquando da exposição do titânio ao ar. Num milissegundo de exposição ao ar, forma-se uma camada de óxido de 10A° na superfície do titânio puro e, num minuto, esta camada pode tornar-se de 1OOA°.[55]

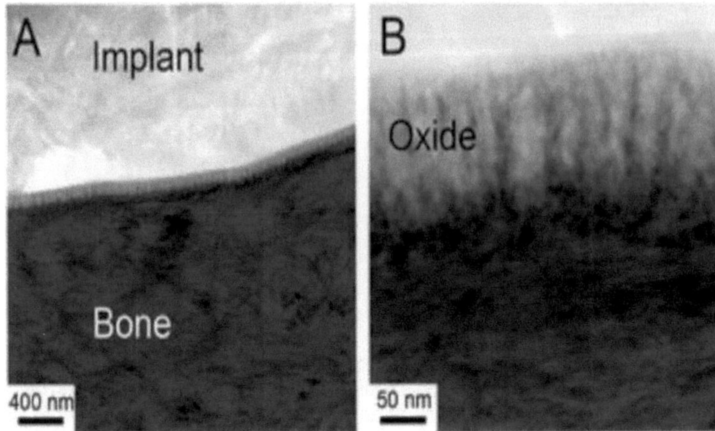

Fig. 23: Formação de uma camada de óxido num implante de titânio

Num estado passivo, a taxa de dissolução do TiO2 é extremamente baixa. Com o tempo, observam-se poucas alterações na superfície do implante metálico, mas observa-se uma acumulação de titânio nos tecidos. O nível normal de titânio no tecido humano é de 50 ppm. Os valores de 100-300 ppm são frequentemente observados nos tecidos moles que rodeiam os implantes de Ti. Nestes níveis, é possível observar a descoloração dos tecidos com pigmentos de Ti. A taxa de dissolução é uma das mais baixas entre todos os metais de implantes passivados e parece ser bem tolerada pelo organismo. O significado clínico destes dados é comprovado por mais de 20 anos de experiência clínica com titânio puro e ligas de Ti 6Al 4V.

CERÂMICAS BIOACTIVAS E BIODEGRADÁVEIS À BASE DE FOSFATO DE CÁLCIO:

A cerâmica de fosfato de cálcio (CaPo4) utilizada na cirurgia reconstrutiva dentária inclui uma vasta gama de tipos de implantes e, por conseguinte, uma vasta gama de aplicações clínicas.

As primeiras investigações mostraram que as composições nominais eram relativamente semelhantes à fase mineral do osso (Cas [PO4]3OH). Os resultados laboratoriais e clínicos foram promissores e levaram a uma expansão das aplicações de implantes, incluindo formas de implantes maiores (tais como hastes, cones, blocos, barras em H) para suporte estrutural em aplicações de carga de magnitude relativamente elevada. As misturas de partículas com colagénio e, subsequentemente, com fármacos e compostos orgânicos activos, como a proteína morfogenética óssea (BMP), aumentaram a gama de aplicações possíveis.

Os revestimentos de superfícies metálicas utilizando pulverização por chama ou plasma (ou outras técnicas) aumentaram rapidamente para as cerâmicas de CaPO4. Os revestimentos foram aplicados a uma vasta gama de desenhos de implantes dentários endósteos e subperiosteais com o objetivo geral de melhorar os perfis de biocompatibilidade da superfície do implante e a longevidade do implante.

Vantagens:

1. As composições químicas são altamente puras e as substâncias são semelhantes aos constituintes dos tecidos biológicos normais (cálcio,

fósforo, oxigénio e hidrogénio).

2. Excelentes perfis de biocompatibilidade com uma variedade de tecidos, quando utilizados como pretendido. Oportunidades de proporcionar ligações entre cerâmicas de CaPO4 seleccionadas e tecidos duros e moles.

3. Capacidades mínimas de condutividade térmica e eléctrica para proporcionar uma barreira física e química ao transporte de iões (por exemplo, iões metálicos).

4. Módulos de elasticidade mais semelhantes ao osso do que quaisquer outros materiais de implante utilizados para implantes de suporte de carga.

5. Cor semelhante à do osso, dentina e esmalte.

Desvantagens:

1. Variações nas características químicas e estruturais de alguns produtos de implantes atualmente disponíveis.

2. Resistências mecânicas à tração e ao corte relativamente baixas em condições de carga de fadiga.

3. Forças de fixação relativamente baixas para algumas interfaces entre o revestimento e o substrato.

4. Solubilidade variável consoante o produto e a aplicação clínica.

5. Alterações das propriedades químicas e estruturais do substrato relacionadas com algumas tecnologias de revestimento disponíveis.

Formas, microestrutura e propriedades mecânicas da hidroxiapatite:

O HA é um biomaterial não poroso (<5% de porosidade) com partículas angulares ou de forma esférica, é um exemplo de HA cristalino de elevada pureza. Estas partículas têm resistências à compressão relativamente elevadas (até 500 MPa) com resistências à tração na ordem dos 50 a 70 MPa.

As cerâmicas "bio-inertes" não reabsorvíveis exibem uma capacidade de carga satisfatória limitada às cerâmicas densas monocristalinas e policristalinas de óxido de alumínio, zircónio e titânio. Os revestimentos de cerâmicas de CaPO4 em biomateriais metálicos (à base de Co- e Ti) tornaram-se uma utilização de rotina para aplicações dentárias por pulverização de plasma, com uma espessura média entre 50 e 70 microns de misturas de fases cristalinas e amorfas.

Continuam a existir preocupações quanto à resistência à fadiga dos revestimentos de CaPO4 para interfaces de substrato em condições de carga de tração e cisalhamento. As formas cristalinas de HA são consideradas muito estáveis a longo prazo em condições normais, ao passo que as estruturas amorfas são mais susceptíveis de apresentar reabsorção e suscetibilidade à decomposição enzimática ou mediada por células.

A pureza dos substitutos ósseos de HA também pode afetar a taxa de reabsorção. A reabsorção do substituto ósseo pode ser mediada por células ou por soluções. A reabsorção mediada por células requer processos associados a células vivas para reabsorver o material, semelhante ao processo de modelação/remodelação do osso vivo.

Hidroxiapatite - metal revestido

A obtenção de dispositivos de implantes ósseos metálicos melhorados através do simples revestimento com HA provou ser extremamente fácil, tanto em termos de conceito como de execução. Do ponto de vista da execução, os métodos padrão para colocar revestimentos cerâmicos em implantes são principalmente a técnica de plasma ou de pulverização por chama, que existe há décadas.

O processo de revestimento por plasma de HA envolve primeiro o desbaste do metal a revestir, de modo a aumentar a área de superfície disponível para a ligação mecânica com o revestimento de HA. Em seguida, uma corrente de pó de HA é soprada através de uma chama de temperatura muito elevada que derrete parcialmente e ioniza o pó que emerge da chama e atinge a superfície metálica a revestir, condensando-se para formar um revestimento cerâmico parcialmente brilhante e parcialmente cristalino por natureza. Estes revestimentos são construídos em camadas finas, utilizando técnicas robóticas, até se atingir a espessura final (normalmente 40-100 microns). A principal desvantagem da cerâmica HA é a sua falta de resistência mecânica.

Biocerâmica de HA-fosfato tricálcico

Os dois sistemas de fosfato de cálcio mais investigados como material de implante ósseo são o HA e o fosfato tricálcico. Com base em experiências, tornou-se evidente desde o início que as cerâmicas HA densas ou porosas podiam ser consideradas materiais de implante ósseo a longo prazo ou permanentes, ao passo que as cerâmicas TCP porosas podiam ser potencialmente bioreabsorvíveis.

Embora o material de implante TCP fosse mais ou menos comparável ao material HA no que respeita à biocompatibilidade e à ligação óssea. A obtenção de taxas de biorreabsorção previsíveis e reprodutivas com propriedades mecânicas adequadas revelou-se difícil com as cerâmicas TCP. O sistema TCP foi eclipsado por uma sucessão de produtos implantáveis com HA introduzidos comercialmente. O AH é normalmente designado por fosfatos de cálcio tribásicos, um mineral geológico que se assemelha muito ao tecido ósseo natural dos vertebrados. Estes materiais não devem ser confundidos com o fosfato tricálcico, que é quimicamente semelhante à HA, mas não é um material ósseo natural.

Tipos de revestimentos cerâmicos:

O revestimento cerâmico disponível inclui

1) O tipo bioativo,
2) cerâmica lnert

As cerâmicas bioactivas incluem as bioglasses, que produzem uma camada de fosfato de cálcio na superfície não modificada. A principal importância no que diz respeito à resposta é a quantidade de iões de cálcio e fosfato libertados num determinado período de tempo. A presença de iões de cálcio e fósforo na área em redor do implante resulta frequentemente numa melhor aposição óssea em comparação com as superfícies mais cerâmicas e metálicas.

Pulverização por plasma:

É o método de revestimento mais comum para implantes dentários, uma vez que quase todos os revestimentos de HA comerciais são produzidos por esta técnica. Aumentou a área de superfície da interface osso-implante e actua como uma superfície tridimensional, o que pode estimular a osteogénese de adesão. A resistência à tração também aumentou, resiste às forças de cisalhamento e melhora a transferência de carga. Este método envolve a utilização de um gás de transporte que se ioniza (formando assim um plasma) e sobreaquece. As partículas do material inicial (geralmente HA) sofrem uma fusão parcial à medida que são impelidas em direção aos substratos a revestir. Normalmente, são produzidos revestimentos com cerca de 50 μm numa superfície rugosa de titânio ou liga para um implante endósseo pulverizado por plasma de HA.[51]

O mais estável dos revestimentos de fosfato de cálcio pulverizados por plasma é a fluorapatite (FA), que é capaz de reter em grande parte o seu constituinte flúor e a sua elevada cristalinidade durante o processo de pulverização por plasma a alta temperatura. Este processo tem uma cristalinidade de cerca de 60% a 70%, mas pode ser obtido um teor mais elevado se o implante revestido for tratado termicamente a uma temperatura adequada após o processo de deposição.

Um estudo demonstrou que um implante de baixa cristalinidade (46% HA) pulverizado por plasma apresentava cerca de três vezes mais dissolução de iões Ca do que um material de maior cristalinidade (75% HA).

Vantagens:

a) É relativamente pouco dispendioso.

b) As propriedades mecânicas do substrato metálico não são comprometidas durante o processo de revestimento.

Limitação:

1) Forma uma ligação mecânica apenas com a superfície metálica do implante.

2) A principal fonte de contaminação parece ser o cobre dos bicos do pulverizador.

Técnicas de deposição sob vácuo:

Existem vários métodos de colocação de revestimentos finos de cerâmica ou de metais. Estes envolvem o bombardeamento de um alvo numa câmara de vácuo, resultando em átomos ou partículas pulverizadas ou ablacionadas que se deslocam através da câmara para revestir substratos devidamente posicionados. Estas técnicas incluem a pulverização catódica por feixe de iões, a pulverização catódica por radiofrequência e a deposição por laser pulsado, sendo todas relativamente dispendiosas e capazes de depositar revestimentos da ordem de alguns micrómetros.[51]

Vantagens:

Revestimentos de alta qualidade com boa ligação a superfícies de titânio lisas ou rugosas, mas que normalmente requerem um tratamento térmico numa atmosfera controlada para atingir uma elevada cristalinidade.

Limitações:

1. A eficácia destes revestimentos muito finos é desconhecida.

2. Existe algum receio de que o revestimento possa ser reabsorvido no organismo antes de causar o efeito desejado.

Métodos Sol-gel e Dip Coating:

Foram recentemente iniciados estudos sobre a utilização da tecnologia sol-gel para o revestimento de implantes dentários.

Nesta técnica, os precursores do produto final são colocados numa solução e o implante metálico a revestir é mergulhado na solução, retirado à velocidade prescrita e depois aquecido para criar um revestimento mais denso.

Técnica:

O revestimento é aquecido a 800° a 900° C para fundir o vidro de suporte e conseguir a ligação ao substrato metálico. Este processo é repetido até se obter um revestimento relativamente espesso (por exemplo, 100 um) constituído por uma mistura de HA/vidro.

Vantagens:

1. Pequena dimensão cristalina e elevada resistência.
2. Potencial para aplicar um revestimento uniforme em substratos porosos.

Prensagem isostática a quente:

A prensagem isostática a quente é utilizada para desenvolver a maior densidade e resistência possíveis em materiais cerâmicos cristalinos. Nesta técnica, utiliza-se tanto o calor como a pressão para aumentar a densidade da cerâmica (como a alumina ou a HA) numa cerâmica sólida de elevada resistência. O pó de HA é aplicado na superfície do implante, é colocada uma folha inerte sobre o pó para facilitar a densificação uniforme e são aplicados calor e pressão.

Desvantagens:

1. Caro

2. A necessidade de remover a folha inerte ou outro material de encapsulamento.

3. O potencial de contaminação.

Processo eletrolítico:

A eletroforese e a deposição electrolítica são dois processos que depositam HA ou partículas biocerâmicas adequadas a partir de um banho de química adequada.

As vantagens são que os materiais das superfícies porosas podem ser revestidos uniformemente e a composição original da cerâmica (por exemplo, HA) pode ser mantida na maioria dos casos.

Atualmente, nenhuma das técnicas de revestimento produz revestimentos de HA com elevada cristalinidade e elevada resistência de ligação. O tratamento térmico pode ser utilizado para aumentar a cristalinidade, mas não é muito utilizado devido aos custos acrescidos e à maior possibilidade de contaminação dos revestimentos.

A cristalinidade desejada (por exemplo, superior a 80%) pode ser obtida durante a operação de revestimento por pulverização de plasma sem a necessidade de tratamento térmico adicional.

INFLUÊNCIA DA TOPOGRAFIA DA SUPERFÍCIE NA INTEGRAÇÃO DE TECIDOS MOLES

Já discutimos que existe um grande número de processos disponíveis para alterar a topografia da superfície.

As características topográficas obtidas na superfície do implante podem variar entre nanómetros e milímetros, ou seja, desde a escala do tamanho da célula até à escala do tecido.

Foram efectuados muitos estudos sobre os comportamentos celulares relevantes para a interface do implante:

TEXTURA DA SUPERFÍCIE:

A composição da película de proteínas e a orientação das moléculas que são adsorvidas na superfície do implante podem ser afectadas pela rugosidade da superfície

Di Iorio et al. (2005) avaliaram a extensão do coágulo de fibrina in vitro em três texturas diferentes de titânio comercialmente puro e verificaram que a complexidade da microtextura da superfície determina a formação de uma estrutura de fibrina mais extensa e tridimensionalmente complexa.

Isto pode ser de importância crucial tanto para a osteointegração como para a formação precoce de um selo de tecido conjuntivo eficaz que impediria o crescimento das células epiteliais.

François et al. (1997) mostraram uma diminuição de 50% da adsorção de fibronectina em superfícies gravadas com ácido e em superfícies jato de areia e gravadas com ácido (SLA) em comparação com titânio polido.

IMPACTO NA ADESÃO DAS CÉLULAS E DOS TECIDOS

Hormia et al. (1991) compararam a fixação e o espalhamento de células epiteliais gengivais humanas em três superfícies de titânio processadas de forma diferente (electropolida, gravada com ácido e jato de areia) através de imunocoloração.

Os resultados mostraram que as células epiteliais se fixaram e espalharam mais rapidamente no titânio polido e gravado do que em superfícies mais ásperas (titânio tostado).

Kononen et al. (1992) e Hormia&Ko "no "nen (1994) apresentaram os mesmos resultados com fibroblastos gengivais humanos.

Com base no seu modelo, as superfícies de titânio lisas ou finamente ranhuradas podem ser óptimas para manter a adesão e o fenótipo especializado das células epiteliais gengivais e dos fibroblastos.

Cochran et al. (1994) compararam a fixação e a proliferação in vitro de fibroblastos gengivais ou periodontais humanos e de células epiteliais cultivadas em superfícies de titânio com rugosidade variável (electropolido vs, jato de areia fino ou grosso/acidificação). A adesão inicial dos fibroblastos foi maior no titânio liso, mas o seu crescimento foi bom em todas as superfícies. A proliferação das células epiteliais só ocorreu no titânio electropolido.

Meyle (1999) demonstrou que uma superfície de titânio jato de areia retardava a adesão e a propagação de células epiteliais, enquanto as características correspondentes dos fibroblastos e osteoblastos eram melhoradas.

Lauer et al. (2001) estudaram a adesão, orientação e proliferação de células epiteliais gengivais humanas (1) em superfícies de titânio polidas brilhantes, (2) jato de areia e (3) pulverizadas com plasma. As células epiteliais aderiram, espalharam-se e proliferaram em todas as superfícies de titânio, com maior extensão nas superfícies polidas do que nas superfícies pulverizadas com plasma. As células das superfícies polidas desenvolveram uma forma celular extremamente plana, mas nas superfícies jacteadas com areia e pulverizadas com plasma apresentaram uma forma mais cuboidal.

Mustafa et al. (1998) observaram que os fibroblastos gengivais humanos se fixam inicialmente mais em pilares de óxido de alumínio polido, mas apresentam uma taxa de proliferação mais elevada em pilares de $Al\,O_{23}$ mais rugosos.

Glauser et al. (2005) estudaram histometricamente, em biópsias humanas, o tecido mole formado à volta de microimplantes de uma só peça com diferentes topografias de superfície (torneada, oxidada ou gravada com ácido). A altura total da vedação do tecido mole foi aproximadamente a mesma para todas as superfícies. No entanto, o comprimento do epitélio juncional foi maior no titânio liso (2,9 mm) do que nas superfícies rugosas (1,4-1,6 mm), com uma relação inversa para o comprimento do tecido conjuntivo.[53]

Existe uma literatura abundante sobre as respostas das células à topografia da superfície. Foi relatada uma variedade de fenómenos, mas quatro comportamentos celulares podem ser particularmente relevantes para a interface do implante:

1. Orientação por contacto, o fenómeno através do qual as características orientadas da superfície, como as ranhuras, orientam a locomoção das células.

2. Seleção celular, o processo pelo qual as características topográficas da superfície, como a rugosidade, levam à acumulação preferencial de determinadas populações de células. Por exemplo, os macrófagos preferem superfícies rugosas em contraste com os fibroblastos que preferem superfícies lisas.

3. Diferenciação celular; em alguns casos, a diferenciação das células é influenciada pela topografia das superfícies com as quais estão em contacto. Por exemplo, a produção de nódulos ósseos é maior em superfícies de Ti com sulcos profundos.

4. Organização da matriz mediada por células; classicamente associada ao chamado efeito de dois centros de Weiss, em que a tração celular actua sobre a matriz extracelular para produzir traços de células e fibras entre dois ou mais centros de fixação.

Verificou-se que os substratos revestidos de Ti com ranhuras microfabricadas afectam:

1. Adesão celular

2. Direção, persistência e velocidade de locomoção (fibroblastos) e direção de locomoção (mas não velocidade) das células epiteliais.

3. Organização citoesquelética (fibroblastos, osteoblastos e epitélio)

4. Organização da matriz extracelular de colagénio e fibronectina.

5. Expressão genética da tibronectina e da metaloproteinase da matriz

Assim, se considerarmos um substrato simples, como uma superfície ranhurada, as misturas complexas de processos produzidos interagem frequentemente entre si.

Por exemplo, à medida que as células são orientadas pelas ranhuras, orientam, por sua vez, a matriz extracelular através das suas forças de tração e migração. A matriz extracelular também seria alterada em relação ao que ocorre em superfícies lisas por alterações na expressão genética e secreção de fibronectina e metaloproteinase da matriz.

Densidade da população celular

Normalmente, os estudos em cultura de células que investigam os efeitos das superfícies em processos como a locomoção celular são efectuados em condições de baixa densidade populacional de células.

O objetivo dos estudos in vitro é normalmente compreender os mecanismos subjacentes ao comportamento das células, sendo geralmente preferível utilizar densidades populacionais de células baixas, uma vez que se evitam as complicações introduzidas pelas interacções celulares. No entanto, essas interacções podem ser importantes para determinar o desempenho do implante. A densidade da população celular é, de facto, um dos moduladores mais importantes da fisiologia celular e os primeiros cultores de tecidos tinham frequentemente o cuidado de ter em conta os efeitos da densidade da população celular nas suas interpretações dos dados. Os exemplos que se seguem foram seleccionados para mostrar a vasta gama de processos influenciados pela densidade da população celular:

1. Quantidade e tipo de colagénio produzido
2. Secreção de caseína
3. Migração celular (inibição do movimento por contacto)
4. Proliferação celular (inibição do crescimento por contacto)
5. Sensibilidade aos medicamentos
6. "Transformação "espontânea
7. Receptores de estrogénio
8. Produção de eritropoietina
9. Resposta ao fator de crescimento epidérmico
10. Bomba de Na-K I
11. Efeitos da vitamina D na acumulação de cálcio
12. Necessidades de vitamina B12

Papel da matriz extracelular

Muitos estudos de biologia celular destinados a melhorar a nossa compreensão da interface bio-implante ignoram um princípio básico da organização do tecido conjuntivo: "que um tecido é composto por células e substância extracelular.

De um modo geral, existem duas abordagens para estudar o papel da matriz extracelular na resposta comportamental das células à topografia. A primeira consiste simplesmente em deixar as células crescerem até atingirem densidades populacionais elevadas e em fortificar o meio, se necessário, com componentes que promovam a produção de colagénio.

A segunda abordagem consiste em adicionar a matriz extracelular de forma exógena. Esta abordagem é utilizada em muitos dos sistemas, por vezes designados por equivalentes de tecidos, nos quais as células com elevada densidade populacional são incorporadas num gel de colagénio.

RESPOSTAS DOS OSSOS À TOPOGRAFIA DA SUPERFÍCIE

1) **SUPERFÍCIE TORNADA:** As respostas ósseas às superfícies maquinadas foram amplamente avaliadas em diferentes modelos animais e em ensaios clínicos. A superfície maquinada foi a primeira superfície utilizada em aplicações clínicas dentárias e tem um excelente acompanhamento ao longo do tempo. A cicatrização em torno do implante é caracterizada por um aumento do contacto osso-implante a partir da implantação, enquanto a estabilidade biomecânica diminui ligeiramente nas primeiras semanas, possivelmente devido à inflamação e à remodelação óssea, sendo totalmente recuperada após 4 semanas na tíbia de ratos. O crescimento endosteal descendente do tecido ósseo que cobre as roscas do implante ocorre na cavidade medular e atinge até 70% de contacto osso-implante após 16 semanas na tíbia de ratos, o que pode ser comparado com implantes orais clinicamente estáveis recuperados até 16 anos após a implantação, em que o contacto osso-implante foi medido em 5685%. Foi observado um contacto osso-implante de 85% para uma prótese de amputação ancorada no osso clinicamente estável, recuperada após 11 anos.

2) **SUPERFÍCIE JASTADA:** A resposta biológica aos implantes jateados mostra uma resposta óssea óptima no que diz respeito aos valores de torque de remoção e ao contacto do implante ósseo com os implantes quando é atingida uma rugosidade de 1,5 um.

3) **SUPERFÍCIE ACID-ETCHED:** A resposta óssea a implantes condicionados com ácido foi comparada com implantes maquinados em

modelos animais. Foi observado um contacto osso-implante significativamente mais elevado para os implantes condicionados com ácido em comparação com os implantes maquinados num modelo de coelho após 1 e 2 meses, não tendo sido encontrada qualquer diferença após 14 dias. Também se observou um contacto osso-implante significativamente mais elevado num modelo de cão de fraca qualidade óssea após 4 meses de cicatrização, não tendo sido obtida qualquer diferença na área óssea. Foi necessário um binário de remoção significativamente maior para remover os implantes condicionados com ácido em comparação com os implantes maquinados após 1, 2 e 3 meses de cicatrização em coelhos, enquanto foi necessário um binário de remoção significativamente menor em comparação com os implantes pulverizados com plasma de titânio. Observou-se um contacto osso-implante, uma área óssea e um torque de remoção significativamente inferiores quando se compararam os implantes condicionados com ácido com os implantes oxidados anodicamente na tíbia de coelhos após 6 semanas de cicatrização.

4) **SUPERFÍCIES DE AREIA JASTADA E ÁCIDO-ETCHED** (SLA);A resposta óssea a implantes jacteados e gravados foi comparada com diferentes superfícies de implantes. Foi necessário um binário de remoção mais elevado para desaparafusar a superfície duplamente modificada, em comparação com implantes apenas condicionados com ácido num modelo de porco com 10 semanas de cicatrização. Foi obtido um binário de remoção significativamente mais elevado em comparação com a superfície

maquinada e valores semelhantes em comparação com os implantes pulverizados com plasma de titânio, não tendo sido observadas diferenças na densidade óssea em torno dos 3 tipos diferentes de implantes. Foi observado um torque de remoção significativamente mais elevado e um maior contacto osso-implante para implantes jateados e modificados com flúor em comparação com implantes jateados num modelo de coelho após 1 e 3 meses de cicatrização.

5) **SUPERFÍCIES ANODIZADAS**: A resposta óssea aos implantes anodizados foi avaliada em diferentes espécies e tempos de cicatrização e, na maioria das vezes, em comparação com a superfície maquinada original. Foi registado um contacto significativamente mais elevado entre o osso e o implante, bem como um aumento dos valores de binário de remoção biomecânica para superfícies anodizadas com fósforo em comparação com superfícies maquinadas em cães e coelhos. A superfície anodizada com fósforo também demonstrou promover os primeiros eventos moleculares que ocorrem na superfície imediata do implante. Além disso, foi obtido um maior contacto do implante ósseo quando os iões de cálcio foram incorporados no óxido anodizado em comparação com a superfície de óxido anodizado sem cálcio no coelho, bem como foram observados binários de remoção mais elevados para óxidos incorporados com magnésio em comparação com superfícies de óxido sem magnésio.

6) **SUPERFÍCIE PLASMA SPRAYED**; foi efectuada uma comparação da resposta biológica de superfícies plasma-sprayed (R. = 7,345pm) e

torneadas (R, = 0,350um) em babuínos. Seis meses após a implantação, não foram observadas diferenças estatisticamente significativas entre os grupos relativamente à percentagem de contacto osso-implante (BIC).

PERSPECTIVAS FUTURAS DA SUPERFÍCIE DOS IMPLANTES DENTÁRIOS

A ciência da implantologia progrediu ao longo das últimas décadas e as técnicas mudaram e desenvolveram-se para melhor. Uma melhor compreensão da importância das competências cirúrgicas e prostodônticas colocou muita ênfase no teste de controlo de qualidade para a colocação de implantes.

O desenvolvimento futuro da próxima, terceira geração de implantes dentários deve basear-se num maior conhecimento da biologia da interface a nível celular e molecular. O desenvolvimento de futuras gerações de implantes orais para condições de tecido comprometidas implicará, muito provavelmente, modificações à medida das superfícies dos materiais. As superfícies dos implantes, seletivamente concebidas para a libertação de fármacos e/ou células, representam uma estratégia candidata promissora.[55]

Sendo uma técnica simples e económica para gerar carga superficial na superfície do titânio, pode ser de interesse industrial analisar as questões de investigação da carga superficial induzida por jato de areia. Embora tenha sido feito um trabalho exploratório para melhorar a osseointegração de implantes dentários através da modificação da carga superficial induzida por jato de areia, há várias direcções de trabalho interessantes que merecem ser investigadas. Do ponto de vista teórico, é importante compreender melhor o mecanismo subjacente à geração de cargas durante o jato de areia. Para ser mais preciso, é crucial compreender de onde vem a carga eléctrica, por que razão e como a carga permanece na superfície do titânio, qual a quantidade de carga necessária e os factores que afectam a quantidade de carga gerada durante o processo de jato de areia. Estes conhecimentos ajudam-nos a conceber e desenvolver melhores técnicas para a geração de cargas superficiais induzidas por jato de areia.[55]

Do ponto de vista prático, uma vez que um implante dentário típico tem a forma complexa de um parafuso, é de grande interesse estudar a distribuição da carga na superfície do implante dentário. Esta informação é fundamental para o reforço da carga num parafuso. Outra tarefa crítica é reter a carga negativa na superfície do implante, de modo a melhorar ainda mais a sua propriedade de osseointegração. Conforme analisado nas secções anteriores, a carga eléctrica que permanece na superfície dos materiais de titânio jateados com areia dispersa-se gradualmente na atmosfera. Por conseguinte, duas metodologias possíveis para a retenção da carga negativa na superfície do implante são (i) a geração de uma maior quantidade de cargas negativas iniciais suficientes para permitir o decaimento natural das cargas até à data de validade do produto implantado, e/ou (ii) a retenção da carga da superfície do implante após uma etapa de carregamento inicial. Estas abordagens devem, ao mesmo tempo, ser compatíveis com o nível terapêutico de cargas presentes no momento da inserção do implante no doente.

Com o tempo, será desenvolvido um revestimento de superfície dopado com proteína morfogenética óssea, que será gradualmente libertado da superfície, aumentando a percentagem de contacto entre o osso e o implante. As superfícies dopadas melhorarão o resultado dos implantes em osso enxertado ou em locais onde os implantes poderiam ser instáveis.

Outras modificações da superfície, como a substituição selectiva de iões em superfícies biomiméticas, podem melhorar ainda mais a resposta biológica a essas superfícies. Espera-se que a deteção precoce e fácil da inflamação peri-implantar com a ajuda de marcadores biológicos e enzimas libertados no fluido sulcular peri-implantar revolucione a fase de manutenção do implante, aumentando assim o sucesso global da terapia.

Além disso, uma vez que a infeção bacteriana é um desafio importante que pode comprometer o sucesso dos implantes osseointegrados, a modificação do implante que resulta numa atividade antibacteriana pode ser importante para reduzir essas complicações.[51]

Os implantes dentários são dispositivos valiosos para restaurar dentes perdidos. Os implantes estão disponíveis em muitas formas, tamanhos e comprimentos, utilizando uma variedade de materiais com diferentes propriedades de superfície. Entre as características mais desejadas de um implante estão aquelas que asseguram que a interface tecido-implante será estabelecida rapidamente e depois será mantida com firmeza. Como muitas variáveis afectam os implantes orais, é por vezes difícil prever com fiabilidade a probabilidade de sucesso de um implante. É especialmente difícil avaliar se as várias modificações nos implantes mais recentes proporcionam um melhor desempenho. Até à data, a metanálise de ensaios clínicos aleatórios não encontrou provas de que um determinado tipo de implante tenha melhor sucesso a longo prazo. No entanto, existem provas limitadas de uma menor incidência de peri-implantite em redor de implantes lisos (ou seja, maquinados) em comparação com implantes com superfícies mais rugosas. O sucesso e a longevidade dos implantes dentários são fortemente influenciados pelas características da superfície. Embora o desenho geométrico de um implante contribua para a estabilidade mecânica, a natureza da própria superfície do implante também é extremamente importante para a taxa de osseointegração. Os implantes com superfície rugosa favorecem a ancoragem e a estabilidade biomecânica. A maioria destas superfícies está disponível comercialmente e a sua eficácia clínica foi comprovada.[58]

Embora os métodos discutidos tenham sido desenvolvidos e utilizados com êxito para produzir implantes dentários com diferentes topografias de superfície. O efeito das topografias de superfície na compatibilidade biológica a longo prazo e na osseointegração não foi ainda muito bem estabelecido. No entanto, a investigação nesta área está muito ativa e, num futuro próximo, serão introduzidas várias novas tecnologias e métodos para produzir várias topografias de superfície nos implantes.[48]

Discussão

Desde que as primeiras estruturas de titânio de superfície lisa foram introduzidas na medicina dentária na década de 1980, o desenho dos implantes dentários tem evoluído continuamente em resultado da investigação baseada em provas e das experiências empíricas dos médicos. Muitas destas alterações de desenho ainda são utilizadas atualmente, enquanto outras desapareceram da memória. Nos últimos anos, os fabricantes de implantes introduziram uma série de desenhos. Alguns são modificações de desenhos existentes, e outros são adições completamente novas às linhas de produtos. Quando os novos desenhos de implantes são examinados como um todo, surgem várias linhas comuns à medida que os desenhos de implantes continuam a evoluir.

As características do desenho do implante são um dos elementos mais fundamentais que afectam a estabilidade primária do implante e a capacidade do implante para suportar a carga durante ou após a osseointegração. O desenho do implante pode ser dividido em duas categorias principais: macrodesenho e microdesenho. O macrodesign inclui a rosca, a forma do corpo e o design da rosca [por exemplo, geometria da rosca, ângulo da face, passo da rosca, profundidade (altura), espessura (largura) ou ângulo de hélice da rosca]. A micro-conceção inclui os materiais do implante, a morfologia da superfície e o revestimento da superfície.

Existem muitos designs diferentes de corpos de implantes disponíveis na implantologia dentária. Podem ser classificados como tipo cilindro, tipo parafuso, encaixe por pressão ou uma combinação de características. Os implantes dentários são frequentemente concebidos tendo em conta que a falha do implante pode resultar (1) da cirurgia do implante, (2) de complicações da placa bacteriana ou (3) das condições de carga. Por exemplo, no passado, o desenho do corpo do implante era orientado pela facilidade de colocação cirúrgica. Um desenho do corpo do implante orientado pela cirurgia tenderá a ter um corpo de implante cónico e curto ou uma inserção de encaixe por pressão. Estas características permitem que o local do implante e o implante sejam colocados cirurgicamente com maior facilidade.

Os implantes cilíndricos de faces lisas facilitam a colocação cirúrgica. No entanto, a interface osso-implante é sujeita a condições de cisalhamento significativamente maiores. Por outro lado, o implante cónico de face lisa permite que um componente de carga compressiva seja fornecido à interface osso-implante, dependendo do grau de conicidade. Quanto maior for a conicidade, maior será a componente de carga de compressão fornecida à interface.

Os implantes roscados com secções transversais circulares facilitam a colocação cirúrgica e permitem uma maior otimização da área de superfície funcional para transmitir cargas compressivas à interface entre o osso e o implante. Um cilindro de faces lisas depende de um revestimento ou de uma microestrutura para a transferência de carga para o osso. Este tratamento de superfície também pode ser aplicado a um design de parafuso ou platô, aumentando a superfície funcional das condições de design e tratamento de superfície.

Um implante roscado cónico, ao contrário de um implante cilíndrico, não apresenta qualquer vantagem em termos de área de superfície funcional. A forma da rosca suporta as cargas de compressão e de tração. Uma rosca cónica tem menos área de superfície do que um corpo de implante com rosca paralela. O implante com rosca cónica tem, na maioria das vezes, roscas profundas porque o diâmetro exterior continua a diminuir. Apesar de as raízes dos dentes se afunilarem à medida que se dirigem para o ápice, o implante roscado tem poucas vantagens e muitas desvantagens se seguir o desenho da raiz do dente.

O aspeto mais previsível da implantologia dentária parece ser o sucesso cirúrgico. Após muitos anos de estudos clínicos e avaliações, a taxa de sucesso cirúrgico é normalmente superior a 98%, independentemente do desenho ou tamanho do implante. Como tal, a conceção de um implante para facilitar a cirurgia não parece ser o aspeto mais importante do processo global relacionado com os implantes e as próteses para reduzir a incidência de complicações.

A área funcional da superfície roscada é a parte de um implante dentário em forma de raiz que é capaz de dissipar as cargas de compressão e tração (sem cisalhamento) para o osso e que proporciona a estabilidade inicial do implante após a colocação cirúrgica. Esta área de superfície pode ser modificada variando os três parâmetros da geometria da rosca: passo da rosca, forma da rosca e profundidade da rosca.

O passo da rosca é definido como o número de roscas por unidade de comprimento. Quanto mais pequeno for o passo, maior é o número de roscas no corpo do implante e, consequentemente, maior é a área de superfície no corpo do implante. As alterações no passo não são limitadas pela anatomia grosseira do maxilar e têm um maior efeito na área de superfície dentro de um pequeno intervalo dimensional. Assim, o passo da rosca é um parâmetro importante na conceção de implantes dentários no que respeita ao aumento da área de superfície. A desvantagem de um passo pequeno é o maior número de rotações necessárias para colocar os implantes no local da cirurgia.

Existem três formas básicas de parafusos, nomeadamente rosca em V, rosca de reforço e rosca quadrada. As aplicações de implantes dentários ditam a necessidade de uma forma de rosca optimizada para o funcionamento a longo prazo sob direcções de carga oclusais e intrusivas. A forma de rosca de contraforte foi inicialmente concebida e está optimizada para cargas de arrancamento. A rosca quadrada ou de potência fornece uma área de superfície optimizada para a transmissão de cargas intrusivas e compressivas. No entanto, a força de cisalhamento numa face de rosca em V é cerca de 10 vezes maior do que a força de cisalhamento numa rosca quadrada.

A forma da rosca tem aplicações de conceção primárias para as condições de carga, mas também pode contribuir para a fase inicial de cicatrização da interface óssea direta. A força de cisalhamento numa rosca em forma de V com 30 graus (típica de um Zimmer Screw vent e Biomet 3I) é aproximadamente 10 vezes superior à força de cisalhamento numa rosca quadrada. A componente de cisalhamento por unidade de comprimento de uma rosca de contraforte invertida é semelhante a uma rosca em V quando sujeita a uma carga oclusal. A componente de cisalhamento de um ângulo de face de 15 graus é cinco vezes maior do que a força de cisalhamento numa rosca quadrada. A redução da carga de cisalhamento na interface rosca-osso proporciona uma transferência de carga mais compressiva, o que é particularmente importante em casos de densidade óssea comprometida, comprimentos de implante curtos ou magnitudes de força mais elevadas.

Kim et al efectuaram um estudo tridimensional de elementos finitos sobre as formas das roscas com implantes com o mesmo número e profundidade de roscas com diferentes formas de rosca. Concluiu-se que a rosca quadrada tinha menos tensão global e menos tensão de corte.

Chun et al[29] também efectuaram um estudo de elementos finitos para avaliar os parâmetros de design de implantes dentários osseointegrados. Concluíram também que o desenho da rosca quadrada tem uma forma benéfica para a carga oclusal em comparação com outros desenhos de rosca. Por conseguinte, a forma da rosca pode alterar as condições de carga funcional e influenciar o tipo de força transmitida ao osso. Os estudos na literatura sugerem que o desenho de implante de rosca quadrada pode proporcionar taxas de sucesso semelhantes na maxila e na mandíbula numa vasta gama de diferenças na densidade óssea.

A profundidade da rosca refere-se à distância entre o diâmetro maior e o diâmetro menor da rosca. Os implantes convencionais proporcionam uma profundidade de rosca uniforme ao longo de todo o comprimento do implante. Quanto maior for a profundidade da rosca, maior será a área de superfície do implante, se todos os outros factores forem iguais.

Diferentes fabricantes utilizam diferentes profundidades de rosca. Alguns implantes roscados têm uma profundidade de rosca de 0,24 mm (Nobel Replace), a profundidade de rosca do Straumann ITI é de 0,3 mm e a profundidade de rosca de muitas roscas em forma de V é de 0,375 mm (Biomet 3i e Zimmer ScrewVent). A rosca quadrada do corpo do implante Biohorizons de 4 mm de diâmetro tem uma profundidade de rosca de 0,42 mm. Por conseguinte, se todos os outros factores fossem iguais, cada tipo de implante nestes exemplos teria uma área de superfície funcional diferente diretamente relacionada com a profundidade da rosca, tendo o Biohorizon a área de superfície máxima e o Noble replace a menor.

O desenho do corpo do implante parece estar a evoluir para um corpo de implante gradualmente cónico com roscas mais espaçadas. É comum a existência de uma superfície de titânio rugosa desde o ápice do implante até à plataforma do implante, assim como micro roscas ou ranhuras na parte coronal do implante. Para além dos comprimentos convencionais, muitos implantes estão agora disponíveis em comprimentos de 8 mm e 9 mm ou mais curtos. Os implantes de diâmetro estreito (ou seja, 3,0 mm a 3,3 mm), alguns com conexões protéticas internas, também estão disponíveis em vários comprimentos.

As plataformas protéticas têm migrado para uma conexão protética interna com uma interface de cone Morse para minimizar o "microgap" implante/pilar. Isto também pode facilitar o conceito de "troca de plataforma" que ajuda os médicos a minimizar a perda óssea da crista. A maioria das conexões protéticas deste tipo tem uma caraterística anti-rotativa na base da conexão para orientação e para assegurar a precisão da coifa de impressão e do assentamento do pilar. Além disso, os fabricantes tentaram simplificar os componentes protéticos e os instrumentos cirúrgicos dos seus implantes mais recentes.

Para obter um sucesso previsível (osseointegração) e assegurar o funcionamento a longo prazo do implante dentário, é prudente fazer uma seleção baseada numa abordagem científica e não em publicidade ou opiniões de marketing. A seleção do sistema/desenho do implante é especialmente importante quando os factores de força são maiores do que o habitual (pode variar consoante o paciente). Outros factores podem afetar a osseointegração e a sobrevivência do implante. Assim, com base na fundamentação científica discutida, pode ser efectuada a escolha do implante em função da variação e da procura de cada doente.

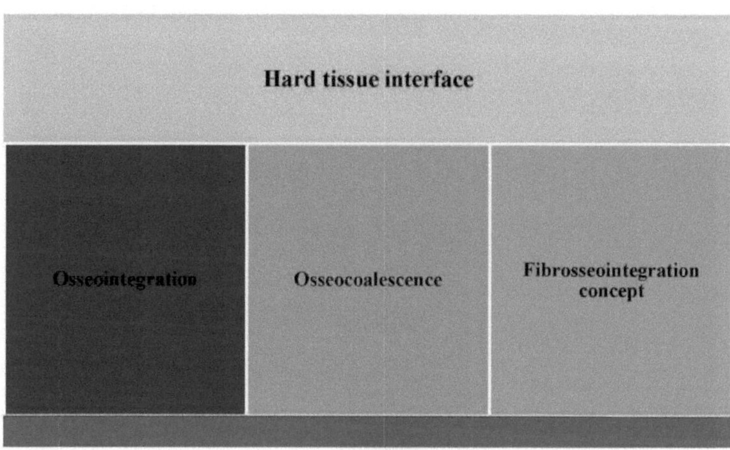

Hard tissue interface
Osseointegration
Osseocoalescence
Fibrosseointegration concept

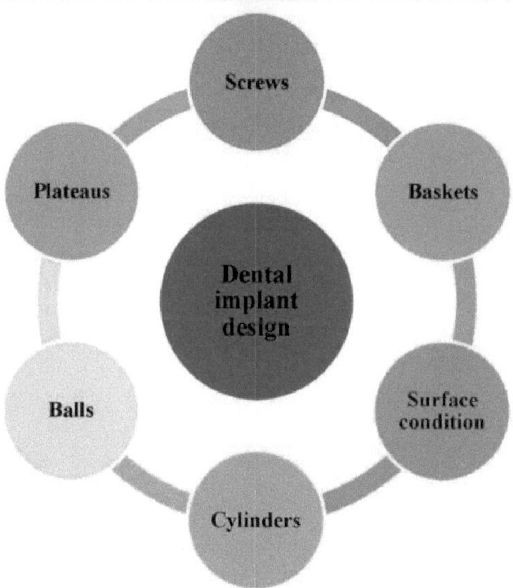

Screws
Baskets
Surface condition
Cylinders
Balls
Plateaus
Dental implant design

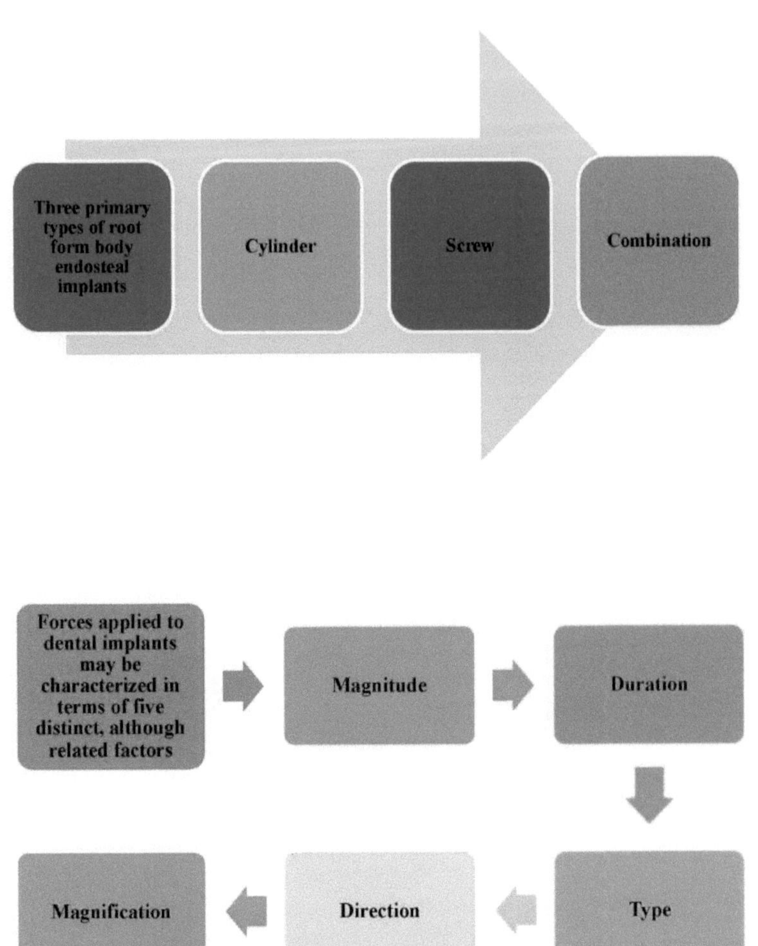

Three primary types of root form body endosteal implants
Cylinder
Screw
Combination

Forces applied to dental implants may be characterized in terms of five distinct, although related factors
Magnitude
Duration
Type
Direction
Magnification

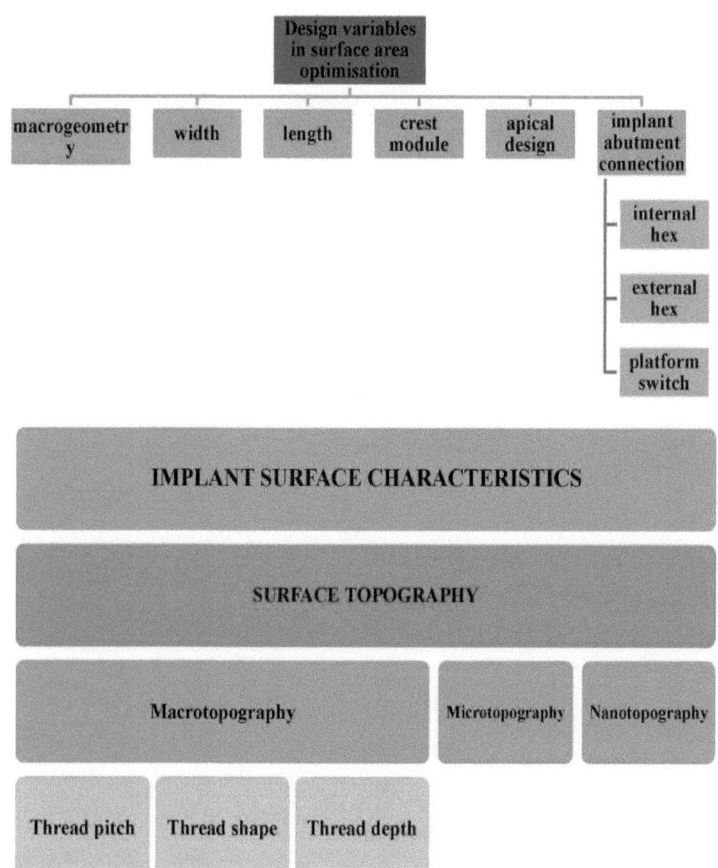

Design variables in surface area optimisation
macrogeometry
width
length
crest module
apical design
implant abutment connection
internal hex
external hex
platform switch
IMPLANT SURFACE CHARACTERISTICS
SURFACE TOPOGRAPHY
Macrotopography
Microtopography
Nanotopography
Thread pitch
Thread shape
Thread depth

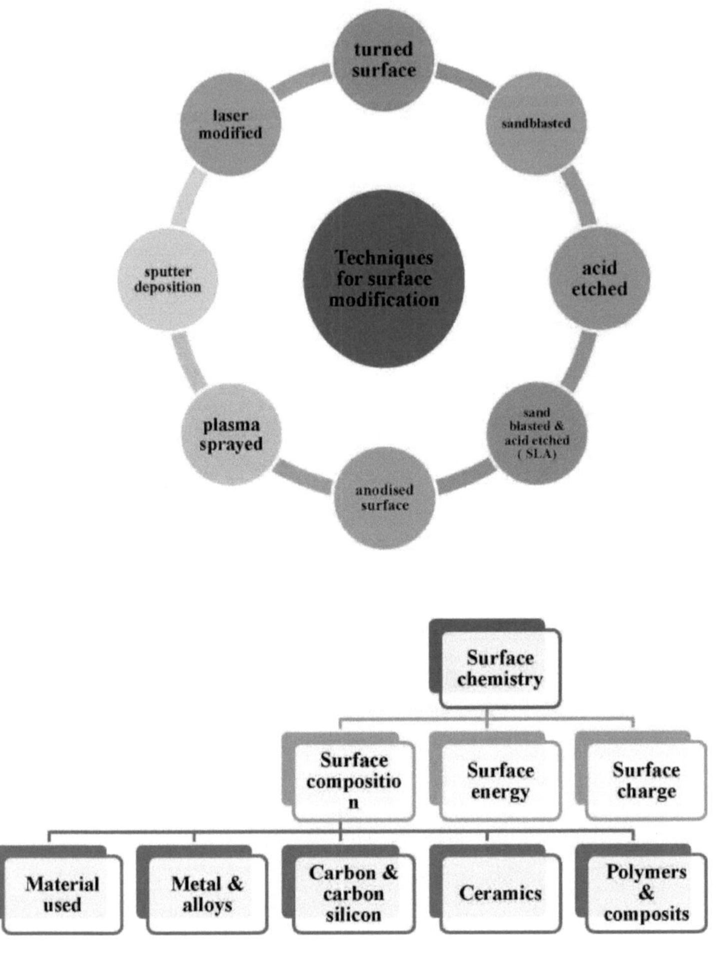

turned surface
laser modified
sandblasted
sputter deposition
Techniques for surface modification
acid etched
plasma sprayed
sand blasted & acid etched (SLA)
anodised surface
Surface chemistry
Surface composition
Surface energy
Surface charge
Material used
Metal & alloys
Carbon & carbon silicon
Ceramics
Polymers & composits

Resumo e conclusão

A grande variedade e a constante evolução dos desenhos dos implantes dentários, impulsionados por descobertas científicas e estudos de investigação, reflectem as tentativas dos investigadores para incorporar com êxito uma estrutura artificial no sistema biológico. Os clínicos devem ter conhecimento dos eventos celulares e moleculares que levam à osteointegração, pois esse conhecimento é essencial para relacionar os achados clínicos com os mecanismos básicos. É evidente que os implantes devem ser cuidadosamente seleccionados, equilibrando a informação da investigação sobre as suas propriedades com o plano de tratamento pretendido. A avaliação clínica da qualidade e quantidade de osso, o local de implantação, bem como a biomecânica do implante e o tipo de restauração final, são considerações importantes na avaliação das propriedades e características de um sistema de implantes. De um modo geral, os implantes orais foram introduzidos clinicamente sem documentação clínica adequada.

Os implantes orais recentemente desenvolvidos e comercializados produzem superfícies rugosas que afectam a rugosidade da superfície e a composição dos implantes orais. O desbaste da superfície induz uma resposta segura e previsível do implante ao osso, mas ainda não é claro se este efeito se deve à rugosidade da superfície ou à alteração relacionada com a composição da superfície. Várias características da superfície do implante revelam que os procedimentos de desbaste da superfície do implante aplicados não só criam rugosidade da superfície, como também resultam na modificação da química da superfície. Para além disso, os estudos em animais que lidam com várias tecnologias de revestimento de CaP em película fina confirmam que esta abordagem possui o potencial para resolver os problemas associados aos revestimentos espessos de CaP. No entanto, não há provas definitivas de um efeito vantajoso na cicatrização osso-implante. Contudo, a interface tecido-implante avaliada histomorfometricamente revela que a osteointegração é melhorada pelo colagénio, que provavelmente actua como um suporte para o crescimento de pré-osteoblastos da superfície óssea para o implante. Além disso, uma menor resposta inflamatória à cicatrização provocada por implantes revestidos com colagénio indica uma melhor aceitação biológica dos implantes. Além disso, vários comportamentos celulares que foram observados pela primeira vez invitro (incluindo orientação por contacto, rugosofilia, efeito de dois centros e haptotaxia) parecem estar operacionais in vivo. A orientação por contacto que funciona in vivo é indicada pela orientação das fibras na ranhura circular do implante de Tuebingen, bem como pelas medições directas da recessão epitelial em superfícies micromachinadas. Embora as superfícies rugosas pareçam não ter efeitos prejudiciais a longo prazo no desempenho do implante, algumas evidências sugerem que os macrófagos apresentam rugofilia in vivo, porque aparentemente são atraídos por implantes de superfície rugosa. Além disso, a orientação das células e fibras do tecido conjuntivo mole adjacentes a implantes porosos pode ser explicada pelo efeito de dois centros. Finalmente, a haptotaxia pode estar envolvida na formação de uma cápsula de tecido fibroso à volta de implantes com superfícies de baixa energia.

Geralmente, os implantes orais são introduzidos clinicamente sem documentação clínica adequada. As empresas de implantes iniciam a documentação clínica. Todas as superfícies dos novos implantes são moderadamente rugosas, à exceção do implante Osseotite, que é minimamente rugoso e, nesse aspeto, semelhante a uma superfície torneada e maquinada. Os implantes atualmente comercializados e documentados a longo prazo pelas principais empresas são os implantes Osseotite e Tioblast. Além disso, no caso dos implantes Nanotite, que têm um suporte de HA anexado, ou seja, efeito químico, em comparação com o Osseotite, o Osseospeed em comparação com o TiOblast e o SLActive em comparação com o SLA, existe de facto um mecanismo comum: o da nanorrugosidade notável dos três novos implantes em comparação com os seus antecessores comerciais. A hipótese é que os diferentes procedimentos de gravação utilizados para as três superfícies envolvidas resultam numa camada superficial de hidreto de titânio. O hidrogénio é gradualmente substituído por óxido, pelo que ocorre uma transformação lenta da superfície, resultando em partículas de titânio de tamanho nanométrico nessas superfícies. Estas pequenas partículas podem ser importantes para a adesão de proteínas imediatamente após a colocação do implante. Assim, pode concluir-se que as modificações químicas nas superfícies dos implantes são capazes de produzir uma determinada

A nanotopografia e, juntamente com os iões presentes na superfície do implante, podem também explicar a influência in vitro das nanoestruturas na atividade celular, indicando assim que a nanotopografia da superfície pode modular a formação final do tecido.

No entanto, o objetivo final de melhorar a topografia da superfície do implante é aumentar a osteointegração. Assim, pensa-se que um fator biomecânico, por si só, determina se se desenvolverá um encapsulamento fibroso ou uma cobertura óssea em torno de um dispositivo implantado. Os novos desenvolvimentos dos implantes orais têm-se centrado, geralmente, em alterações no hardware do implante, ou seja, foram introduzidos novos materiais, desenhos ou superfícies, com a alegação simultânea de que estes são superiores aos utilizados no passado. No entanto, se basearmos o nosso olhar para o futuro no que se sabe atualmente, existem formas óbvias de melhorar os resultados clínicos. Para além de melhorar a topografia da superfície, a melhoria da técnica cirúrgica parece ser uma forma fiável de aumentar o sucesso dos implantes orais, juntamente com a reabilitação protética. O futuro dos implantes orais implicará uma maior compreensão dos importantes contributos do Cirurgião responsável, do Protésico e do Periodontista.

superfície dos implantes na microbiologia da placa supra e subgengival. J DENT RES 1993 72: 1304.

18. Wennerberg A, Albrektsson T. Resposta do tecido ósseo a implantes de titânio comercialmente puro jacteados com partículas finas e grossas de óxido de alumínio. . Int J Oral Maxillofac Implants implantes, 1996 .38:45.

19. Kieswetter K, Schwartz Z. O papel das características da superfície do implante na cicatrização do osso. Crit Rev Oral Bio Med 7. 1996 32: 923-35.

20. Cochran D L., Schenk R K. Bone response to unloaded and loaded titanium implants with a sandblasted and acid-etched surface; A histometric study in the canine mandible. 703 Hoyd Curl Drive, San Antonio, Texas 78.l997.284:89.

21. Sullivan Y D, Richard L. Resultados preliminares de um estudo multicêntrico que avalia uma superfície quimicamente melhorada para implantes de titânio comercialmente puro maquinados.J Prosthet Dent 78. 1997 379-86.

22. Truhlar, Morris H F, implant Surface Coating and Bone Quality-Related Survival Outcomes through 36 Months Post-Placement of Root-Form Endosseous Dental Implants. Qualidade do osso relacionada com o revestimento da superfície do implante 5 2000.5.

23. Abron A, Hopefensperger M et al. Avaliação do modelo preditivo dos efeitos da topografia da superfície do implante na osseointegração precoce no modelo da tíbia de rato. J Prosthet Dent 85 2009 40:6.

2002   Chun H, Cheong S Y et al. Avaliação dos parâmetros de conceção de implantes dentários osseointegrados utilizando a análise de elementos finitos. Jornal de reabilitação oral 29 2002 565:74.

24. Hacking S A, Tanzer M et al. Contribuições relativas da química e da topografia para a osseointegração de revestimentos de hidroxiapatite. Ortopedia clínica e investigação relacionada 405 2002 24:38.

25. Li L H, Kong Y M et al. Melhoria do desempenho biológico dos implantes de titânio devido à modificação da superfície por oxidação por micro-arco. Biomaterials _ 25. 2003 286775.

26. Marinho C V, Cellotti R et al. Implantes dentários jateados e condicionados com ácido: Um estudo histológico em ratos. Int J Oral Maxillofac implants. 18.2003.75:81.

2003   Morra T, Cassinelli. Superfícies de implantes orais. Parte 2: revisão centrada no conhecimento clínico de diferentes superfícies, International journal of prosthodontics vol. 17. 2003 544:64.

27. Sammons L R, Lumbikanonda N et al. Comparação da disseminação de osteoblastos em superfícies microestruturadas de implantes dentários e comportamento celular num modelo de explantes de estudo de microscopia eletrónica de varrimento da osteointegração. clin oral impl.res. 10 2005.

28. Marinucci L, Balloni S et al. Efeito da rugosidade da superfície de titânio na proliferação de osteoblastos humanos e na expressão de genes in vitro. Int

J Oral Maxillofac Implants implants.2006. 21 719-25.

29. Guehennec L, Soueidan A et al.Tratamentos de superfície de implantes de titânio para uma rápida osteointegração.dental materials. 23.2006.844:854.

30. Taegsul Y, Byon E et al. Surface characteristics of electrochemically oxidized implants acid etched implants, surface chemistry, morphology, pore contiguration, oxide thickness, crystal structure, and roughness. lnt J Oral Maxillofac implants implants. 23 2008 631-40.

31. Meirelles L, Currie F et al. The effect of chemical and nanotopographical modification on the early stages of Osseointegration. Int J Oral Maxillofac implants implants. 23 2008.641-47.

32. Mendonga G, Mendonga D et al. Avanço da tecnologia de superfície de implantes dentários - da micronografia à nanotopografia. Biomaterials. 29 2008.3822-35.

33. Stein A, Mcglumhy A E et al. Efeitos do desenho do implante e da rugosidade da superfície no osso cristalino e no nível de tecido mole na zona estética. Int J Oral Maxillofac Implants. 24 2009 910-19.

34. WaelAtt. Propriedades biomecânicas da cultura mineralizada derivada do periósteo da mandíbula em diferentes topografias de titânio. lnt J Oral Maxillofac implants implants. 24 2009 831-41.

35. He F, Yang G. Effect of electro chemically deposited nanogydroxy apatite on bone bonding of sandblasted/dual acid- etched titanium implant. lnt J Oral

Maxillofac implants implants. 24 2009. 790-99.

36. Yang G, Ho et al. Comparação in vivo da formação de bono em superfícies de implantes de titânio revestidas com fosfato de cálcio depositado biomimeticamente ou apatite hidroxilada depositada electroquimicamente. Int J Oral Maxillofac Implants implantes. 24 2010 669-80.

37. Singh R G; Avaliação da bioatividade do titânio após vários tratamentos de superfície utilizando células de osteoblastos de osteossarcoma humano: um estudo in vitro. int. j oral maxillofac implants 26 2011 210-3.

38. Aljateeli M, Wang HL. Microdesigns de implantes e o seu impacto na osseointegração. Implant Dent. 2013 Abr;22(2):127-32

39. Lee SW et al. Os implantes dentários revestidos com uma combinação de hidroxiapatite e colagénio apresentam uma melhor formação óssea na área peri-implantar do que a mesma combinação mais implantes revestidos com proteína morfogenética óssea-2, implantes revestidos apenas com hidroxiapatite e implantes não revestidos. J Oral Maxillofac Surg. 2014 Jan;72(1):53-60.

40. Queiroz TP et al. Avaliação in vivo de implantes de Ti cp com superfícies modificadas por feixe de laser com e sem deposição química de hidroxiapatita e sem e com tratamento térmico: caraterização topográfica e análise histomorfométrica em coelhos. Clin Oral Investig. 2017 Mar;21(2):685-699.

41. Chen X et al. Osseointegração in vivo de implantes dentários com um revestimento de péptido antimicrobiano. J Mater Sci Mater Med. 2017 maio;28(5):76

42. Rasouli R et al. Uma revisão de superfícies e materiais nanoestruturados para implantes dentários: revestimento de superfícies, modelação e funcionalização para um melhor desempenho. Biomater Sci. 2018 maio 29;6(6):1312-1338

43. Guang Zhu et al Avanços nas modificações da superfície dos implantes para melhorar a osseointegração . Mater. Adv., 2021, 2, 6901-6927

44. Rompen et al. o efeito das características do material na topografia da superfície. Clin. Oral imp.res.17 (suppl.2), 2006 55-67.

45. Alla R.K., Ginjupallik. et.aI. Rugosidade da superfície de implantes: A Review. Tendências Biomaterial. Artif. Organs, 25(3), 2011 112-118.

46. Nikitas Sykaras, Anthony M. lacopino, Victoria A. Marker et al. Materiais, desenhos e topografias de superfície de implantes: O seu efeito na osseointegração. Uma revisão da literatura. Int J Oral Maxillofac Implants 2000; 15: 675-90.

47. NinadMuley et al. Evolução da ligação externa e interna do implante ao pilar. Revista internacional de implantologia oral e investigação clínica, set-dez 2012; 3(3):122-9.

48. G.Medonca et al. Revisão: Avanço da tecnologia de superfície de implantes dentários - da micronização à nanotopografia biomateriais 29(2008) 3822-

35.

49. Ahmed M.Ballo et el. Dental implant surfaces - physiochemical properties, biological performance and trends, implant dentistry-a rapidly evolving practice (2011).

50. Geetha Manivasagam, Durgalakshmi Dhinasekaran e Asokamani Rajamanickam. Implantes biomédicos: Corrosion and its Prevention - A Review. Patentes Recentes em Ciência da Corrosão, 2010(2): 40-54.

51. Misch CE. Contemporary implant Dentistry (2ª ed). Mosby, St Louis, EUA 1999 1271-302.

52. LiLong H, Kong Y M et al. Melhoria do desempenho biológico dos implantes de titânio devido à modificação da superfície por oxidação por micro-arco. Biomaterials 25. 2003 286775.

53. Cecilia Y G, Jukka P M, e Alexander T H T. Effects of Surface Charges on Dental Implants: Past, Present, and Future (Passado, Presente e Futuro): International Journal of Biomaterials 2012 (1-5).

54. Allauddin Siddiqi et al. 'Htanium allergy: could it affect dental implant integration Clin. Oral Impt. Res. 22, 2011 673-680 ime et al. Resposta do tecido peri-implantar de implantes com carga imediata, com rosca e revestidos a HA: Resultado de 1 ano Prosthet dent 87.2002.173:81.

55. Rungcharassaengkitichai, lozada l J et al. resposta dos tecidos peri-implantares de implantes com carga imediata, com rosca e revestidos a HA: Resultado de 1 ano Prosthet dent 87 2002 173:81.

56. Sabene et al. Características da superfície de implantes dentários. JlADS vol. 2(2), abril-junho 2011.

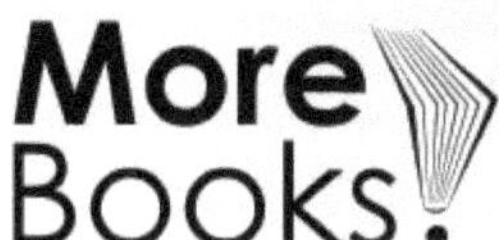

More
Books!

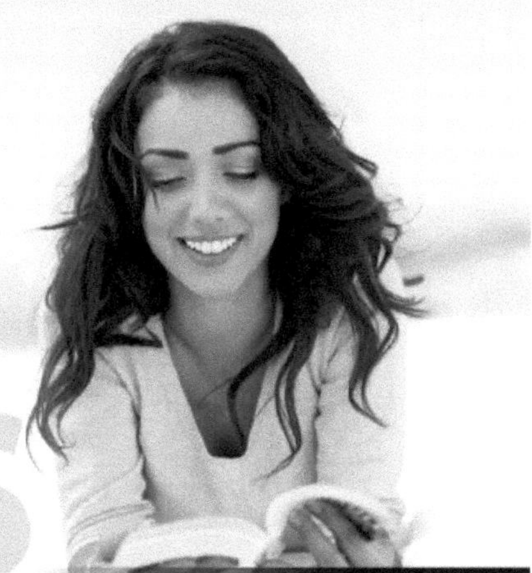

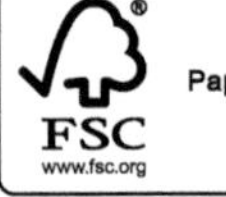

Printed by Books on Demand GmbH, Norderstedt / Germany